T0132855

Kohlhammer

Brigitta Schröder

Menschen mit Demenz achtsam begleiten

Blickrichtungswechsel leben

Verlag W. Kohlhammer

1. Auflage 2014

Alle Rechte vorbehalten
© 2014 W. Kohlhammer GmbH, Stuttgart
Gesamtherstellung: W. Kohlhammer GmbH, Stuttgart

Print:
ISBN 978-3-17-026072-6

E-Book-Formate:
pdf: ISBN 978-3-17-026073-3
epub: ISBN 978-3-17-026074-0
mobi: ISBN 978-3-17-026075-7

Inhalt

Vorwort

von Werner Widmer

Zwei Jahre nach ihrer Erstlingsausgabe »Blickrichtungswechsel« überrascht uns Brigitta Schröder mit einem noch stärker praxisbezogenen Werkbuch zum Zusammenleben mit Menschen mit Demenz. Die Lektüre beglückt und bereichert einen, egal ob man nun mit Menschen mit Demenz zu tun hat oder mit Veränderungen, die jeder Mensch mit fortschreitendem Alter an sich beobachten kann.

Die aufgeführten Lebensweisheiten – in einem einzigen Satz formuliert oder in wunderschönen kurzen Geschichten treffend zum Ausdruck gebracht – eignen sich nicht nur, wenn wir mit Menschen mit Demenz zusammen sind, genauso gut kann man mit ihnen eine Vorstandssitzung eröffnen! Das zeigt, dass wir alle am gleichen Leben teilhaben, Menschen mit und ohne Demenz. Was glücklich macht, ist letztlich – so der überraschende Befund nach der Lektüre – für Menschen mit Demenz das Gleiche wie für Menschen ohne Demenz. Oder mit anderen Worten: Was sich bei Menschen mit Demenz aufhellend bewährt, kann für Menschen ohne Demenz gar nicht falsch sein.

Mit diesem Verständnis wird die Begleitung, Betreuung und Pflege von Menschen mit Demenz zu einer gemeinsamen, geteilten Lebenserfahrung von »zwei Gewinnern«, um es in der Sprache von Brigitta Schröder zu sagen.

Genug der Harmonie, zurück in die Realität: Angesichts der extrem großen, bis zur Erschöpfung führenden Belastung, die viele Angehörige von Menschen mit Demenz bezeugen, scheint die lebendige Leichtigkeit, die diese Texte durchwehen, von einer anderen Welt zu sein. Der Gegensatz zwischen den beiden Positionen springt ins Auge.

Trotzdem spricht nichts dagegen, die kreativen Angebote von Brigitta Schröder selbst auszuprobieren. Es könnte ja sein, dass wir ihre beglückenden Erfahrungen im Zusammensein mit Menschen mit Demenz auch machen. Es wäre schade, wenn wir solche Chancen ausließen und uns nicht auch selbst einen so positiven Ausblick auf mögliche Altersphasen gönnen und dabei auch unser eigenes Älterwerden aus einem positiveren Blickwinkel heraus erleben.

Herbst 2014

Dr. Werner Widmer
Direktor der Stiftung
Diakoniewerk Neumünster – Schweizerische Pflegerinnenschule
Zollikerberg/Schweiz

Vorwort

von Thomas Klie

Von wegen, das ist kein Leben mehr, ein Leben mit Demenz.

Mag der moderne Mensch es als große Kränkung empfinden, wenn er von der Diagnose Demenz erfährt, mögen manche Prominente für sich ausschließen wollen, dass sie nicht mehr so sind, wie sie sich gern sehen: etwa ein Hans Küng oder ein Udo Reiter. Es bleibt eine der zentralen Aufgaben der Gesellschaften, die sich das Prinzip der Menschenwürde in ihre Verfassung geschrieben haben, Menschen mit Demenz ein Leben in Würde zu ermöglichen. Die Rede vom »Pflegefall«, die zum Teil dramatische Medikalisierung von Menschen mit Demenz, die immer noch massenhafte Einschränkung von Freiheitsrechten: Sie zeigen, dass das Versprechen der Humanität noch mit einem langen kulturellen Reifungs- und Lernprozess verbunden ist. Würde entsteht im sozialen Miteinander, in der Begegnung mit und zwischen Menschen. Das gilt auch und gerade für Menschen mit Demenz, die bisweilen wie Fremde im eigenen Land, die fremd Gewordenen ihrer Familie, auch sich selbst als Fremde erscheinen. Diese Fremdheit gilt es akzeptierend zu überwinden und eine neue Gastfreundschaft einzuüben. Das gelingt, wenn wir in Menschen mit Demenz etwas von dem entdecken, was Leben ausmacht, was auch unsere Lebensfragen berühren. Von Sinnfenstern eines Lebens mit Demenz ist die Rede. Damit wird dem Wortsinn von Demenz, »ohne Sinne/von Sinnen«, ein anderes Deutungsangebot entgegengestellt. Es darf nicht romantisch verklären, welche Belastungen, welches Leid, welche Verlusterfahrungen für Menschen mit den Prozessen dementieller Veränderungen verbunden sind. Doch helfen solche Sichtweisen, zu denen auch Brigitta Schröder in ihrem Buch einlädt, Demenz anders zu sehen, zu deuten und Menschen mit Demenz anders zu begleiten. »Wir müssen alle etwas Dementisch lernen«, davon war in der Süddeutschen Zeitung zu lesen. Keine andere, keine gleichmachende Sprache war damit gemeint, sondern das Erlernen einer Haltung, das Aufnehmen von Wissensbeständen über das, was ein Leben mit Demenz ausmacht, ein »Blickrichtungswechsel« im Alltag, zu denen auch Brigitta Schröder einlädt. Ob als Angehörige, Freunde, Nachbarn oder Mitbürgerinnen und Mitbürger: diese Kompetenz im Dementischen, sie ist eine wichtige Voraussetzung für ein modernes inklusives Gemeinwesen, das auch Ja sagt zu einem Leben mit Demenz und auch Ja sagt zu Menschen mit Demenz. Dabei sind sorgende Gemeinschaften gefragt, sich des Themas und der Menschen anzunehmen, sowohl der Menschen mit Demenz als auch ihrer Angehörigen: Das Thema Demenz darf nicht Familien überlassen werden, auch Profis sind im Sinne einer Menschenwürde gewährleistenden Weise nicht mit dem Thema und den Menschen mit Demenz alleinzulassen. Auch dürfen bei allen Verpflichtungen, die dem Staat sozialpolitisch zukommen, die Erwartungen an ein menschenwürdiges Leben mit Demenz nicht alleine an Transferleistungen des Staates und seine Qualitätssicherungsaktivitäten geknüpft werden. Wir alle sind gefragt, wenn es darum geht, ein menschenwürdiges Leben für Menschen mit Demenz zu gewährleisten.

Brigitta Schröder ist eine neugierige Frau, eine weltläufige, eine lebenskluge, die ihre Erfahrung aus dem unmittelbaren Umgang und der Vermittlung von Wissensbeständen an Profis und an andere Helfer weitergibt. Ihr Buch lässt anknüpfen an eigene Erfahrungen, es lädt ein, sich Menschen mit Demenz emotional zu öffnen und die Begegnung mit Menschen mit Demenz auch dazu zu nutzen, das eigene Leben zu reflektieren. Für die, die sich auf die Art von Brigitta Schröder, die vielfältigen Angebote des Buchs, von Gedichten über neue Sichtweisen bis hin zu praktischen Tipps, einlassen mögen, für sie ist es ein hilfreicher und lebensdienlicher Ratgeber. Man spürt dem Buch an: Es ist kein heute so häufiges Rezeptbuch für den richtigen, qualitätsgesicherten Umgang mit Menschen mit Demenz, an dessen Ende messbare Erfolge in Richtung Lebensqualität stehen. Es ist von einer lebenserfahrenen Frau geschrieben, die dazu ermutigt, sich mit der ganzen Person, dem jeweils einzigartigen Gegenüber, dem Menschen mit Demenz achtsam zu öffnen.

Im Herbst 2014

Prof. Dr. Thomas Klie
Evangelische Hochschule Freiburg
Institutsleiter AGP – Sozialforschung

Einführung

In Deutschland leben schon heute 1,3 Millionen Menschen mit Demenz. In der Schweiz sind es rund 110 000. In wenigen Jahrzehnten werden sich die Zahlen aller Voraussicht nach verdoppeln und weiter steigen. Heilungschancen bestehen für die Betroffenen bisher nicht. Demenz ist bereits heute der häufigste Grund für Pflegebedürftigkeit im Alter.

Aufgrund dieser demographischen Entwicklung ist es nicht nur in allen medizinischen, pflegerischen und sozialen Bereichen wichtig, sich Wissen über die Veränderungen, die die Beeinträchtigung für die Betroffenen mit sich bringen, und sensible Formen des Umgangs mit diesen anzueignen. Die *ganze* Gesellschaft und die Gesellschaft als *Ganzes* haben sich dieser Herausforderung zu stellen. Wir alle sind aufgerufen, Menschen mit Demenz wertschätzend und ihre Lebensphasen bejahend zu begleiten und sie in ihrem So-Sein anzunehmen.

Die folgenden Texte sollen motivieren, sich in Offenheit mit diesen Veränderungsprozessen zu beschäftigen und eine Basis gedeihen zu lassen, aufgrund derer wir – trotz allen Defiziten – Kompetenzen bei den Betroffenen entdecken können. Auf dem Weg, eine kreative, phantasievolle und flexible Haltung zu erlangen, können Ängste aufbrechen. Diese erfolgreich zu bearbeiten, wird jedoch zu einer Befreiung führen können.

Folgende Volksweisheit verstärkt diese Sichtweise.

Viele kleine Leute, an vielen kleinen Orten,
können mit vielen kleinen Schritten
das Gesicht der Welt verändern.
Afrikanische Weisheit

Diese Aussage ermutigt, mitzuwirken, dranzubleiben, um gemeinsam das Gesicht der Welt humaner zu gestalten. Für Menschen mit Demenz bedeutet dies, dadurch Teilhabe und Integration zu erleben.

Alle, die sich von der Situation der Angehörigen, Begleitenden und der Menschen mit Demenz berühren lassen, alle, die sich für einen lebenslangen Lernprozess öffnen und bei sich anfangen, eine Haltung des Gebens und Nehmens zu entwickeln, beginnen den aufgezeigten *Blickrichtungswechsel* zu leben.

Das 2010 erstmals im Selbstverlag erschienene Buch »Blickrichtungswechsel. Lernen mit und von Menschen mit Demenz« ist aus der Praxis für die Praxis entstanden und als ein Lesebuch konzipiert.[1] In kleinen Schritten wird das Thema aufgefächert und zur Umsetzung angeboten.

---

1 Erhältlich ist das Werk inzwischen in 3. Auflage (2014) im Verlag W. Kohlhammer.

Für jeden Menschen gilt es, eine persönliche, individuelle Haltung zu entwickeln. Das Vorgehen ist prozessorientiert, deshalb bildet das Buch »Menschen mit Demenz achtsam begleiten. Den Blickrichtungswechsel leben« eine wichtige Ergänzung zum o.g. »Lesebuch«.

Das hier vorliegende Buch hat drei Teile. Die ersten beiden Teile »Basismodul« und »Vertiefungsmodul« ergänzen sich und haben nahezu eine identische Struktur.

Der dritte Teil mit Checklisten, Informationsblättern und im Buch abgedruckten weiteren Materialien können über den Webshop des Kohlhammer Verlags unter www.kohlhammer.de als elektronische Dateien heruntergeladen und damit ausgedruckt, ergänzt oder modifiziert werden. Die Autorin und der Verlag möchten den Nutzern dieser Materialien die Möglichkeit anbieten, diese dem Bedarf bzw. Erfordernissen ihrer Umgebung und Institution anzupassen. Möge dieses Angebot Zeit und Kraft sparen und bewirken, die eigene Haltung immer wieder neu zu überprüfen, um sich spielerisch von Belastendem und Stress zu befreien.

Ein Dankeschön an alle, die mich in meinem Handeln begleiten, ermutigen und unterstützen. Dank gebührt Peter Grämer, Dipl. Theologe und Dipl. Heimleiter, der sich als wichtiger Gesprächspartner und Ratgeber zur Verfügung gestellt hat. Der Stiftungsdirektor des Diakoniewerks Neumünster, Zollikerberg (CH), Dr. Werner Widmer, hat wiederholt bedeutungsvolle Geleitworte geschrieben. Dr. Ruprecht Poensgen, Verlagsleiter im Kohlhammer Verlag, und die Lektorin Anita Brutler haben mit Rat und Tat das Buch zum Abschluss geführt.

Einen herzlichen Dank an die Selbstlernenden, denen ich zurufe: »Glück auf!«. Dieser Ruf kommt aus dem Bergbau, wo ihn die Arbeiter vor ihrer beschwerlichen Tätigkeit unter Tage als Ritual einsetzen. Ihre Arbeit in der Tiefe ist vergleichbar mit der persönlichen inneren Arbeit. Der Weg zu sich selbst ist oft mühevoll, anstrengend und von alten Mustern, Prägungen und Glaubenssätzen durch Erziehung und Sozialisation verschüttet und versperrt. Es lohnt sich jedoch, an diesem Weg dranzubleiben, denn in unserem Selbstkern sind Kostbarkeiten verborgen, die wir als Schatzsucher bei uns und bei jedem Menschen und in jeder Lebensphase finden können. Das bewirkt unvergänglichen Reichtum und führt zur Lebendigkeit.

Wer das hier vorgestellte Konzept der *achtsamen Begleitung von Menschen mit Demenz*, also den *Blickrichtungswechsel* zukünftig mittragen, verbreiten und weiterentwickeln möchte, sei insbesondere auch auf das Nachwort und das dort zu findende Angebot für zukünftige Multiplikatoren hingewiesen (vgl. Seite 170).

Abschließend noch ein formaler Hinweis: Die hier abgedruckten Textinhalte sind oft mündlich überliefert, sie sind Fragmente aus Gesprächen oder auf eigene Notizen von Seminaren der Fort- und Weiterbildung zurückzuführen. Das ist der Grund, weshalb darauf verzichtet wurde, den Texten ein umfassendes Literaturverzeichnis anzufügen und nicht in jedem Fall nachgetragen werden können. Ich bitte hierfür um Verständnis.

Essen, im Oktober 2014   Brigitta Schröder

Basismodul – Menschen mit Demenz achtsam und wertschätzend begleiten

Einleitung

Das Basismodul »Menschen mit Demenz achtsam und wertschätzend begleiten« belebt Gefühle, ermutigt, Grenzüberschreitungen zu wagen, um Schatzfinder bei sich und anderen zu sein.

Der Zugang zu sich selbst ist oft versperrt durch Erziehung, Sozialisation und starken Prägungen. Mit Neugierde, Phantasie, Kreativität und Flexibilität ist dieser Weg zu gestalten, um mit steten, kleinen Schritten dranzubleiben und weiterzugehen. Das Gewohnte, Eingeprägte und das Gesellschaftskonforme verblassen und verlieren an Bedeutung. Die stereotypen Fragen, die tief bei uns verwurzelt sind – »Was sagen bloß die anderen?« –, verlieren an Kraft.

Die eigenen Gefühle, auch die unangenehmen, sind wahrzunehmen, zu bejahen, um einen adäquaten Umgang mit den oft verdrängten, verneinten Emotionen einzuüben. Das stärkt das Selbstwertgefühl, fördert die Eigenverantwortung und bewirkt Authentizität.

»Achtsam und wertschätzend begleiten« beginnt bei jedem Menschen persönlich. Das bedeutet, nur wenn ein achtsamer und selbstliebender Umgang mit sich selbst eingeübt wird, entsteht die Basis, andere Menschen – und besonders solche mit Demenz – wertschätzend zu begleiten. Das Helfersyndrom, sowie die falsch verstandene Betreuung, erhalten dadurch keinen Raum.

Schon in der Bibel steht der Vers »Liebe deinen Nächsten wie dich selbst«. Der erste Teil des Verses ist vertrauter als der zweite. Das »wie dich selbst«-Lieben wird kaum eingeübt. Stattdessen wird dafür häufig ein »Eigenlob stinkt« verbreitet, um einem tatsächlichen oder auch nur vermeintlichen »Egoismus« zuvorzukommen. Was heißt sich selbst lieben? Das ist viel schwieriger als wir ahnen und hat nichts mit Egoismus zu tun. Der Mut fehlt, sich selbst zu sein, sich selbst zu vertrauen und mit sich selbst achtsam, fehlerfreundlich umzugehen. Meistens sind wir unsere eigenen größten Kritiker.

»Eigenlob stimmt!« zu leben ist eine anstrengende Obliegenheit, denn es geht auch darum, unsere eigenen Grenzen und blinden Flecken, unsere Biografie mit ihren möglichen Verletzungen, Traumata und Prägungen zu bejahen, zu dieser zu stehen und sie anzunehmen. Gelingt uns dies, bewirkt dies eine Haltung, die zur eigenen Wertschätzung führt, die Fehlerfreundlichkeit fördert sowie zur Akzeptanz und Toleranz auch dem Nächsten, ja dem Kontrahenten gegenüber führt. Das heißt nicht alles zu bejahen oder sich hinter Aussagen zu verstecken: »Wir sind ja alles nur Menschen« oder »Wir können nichts machen«, sondern hellhörig zu sein, um missachtende, gewaltausübende Strukturen und belastende Abhängigkeiten zu verhindern.

Die folgenden Texte sollen ermöglichen, sich selber auf die Schliche zu kommen, um eine eigenverantwortliche, umsetzbare Haltung durch Selbsterlernen mit Selbstreflexion immer wieder neu leben zu lernen. Auch wird aufgezeigt, wie sich das »Ich« entwickelt und das »Selbst« zu befreien ist.

Das Kapitel »Leitgedanken« bildet die Basis für die folgenden fünf Einheiten, die als Ziel haben, die oft verkümmerten emotionalen Ebenen zu beleben. Die fünf Einheiten lauten:

- Spielvarianten
- Kommunikationswege
- Berührungsformen
- Kreativitätsangebote
- Musik – Bewegung – Lachen

Diese Einheiten motivieren in Offenheit, sich mit Veränderungsprozessen auseinanderzusetzen, um einen Blickrichtungswechsel vorzunehmen. Dieser beschwerliche Weg ist individuell zu gehen. Er kommt häufig der Aufgabe nahe, aus einem halbleeren Glas ein halbvolles zu machen. Die Entscheidung, diese Aufgabe positiv anzunehmen, trifft jeder selbst, denn sie liegt stets in unserer eigenen Verantwortung.

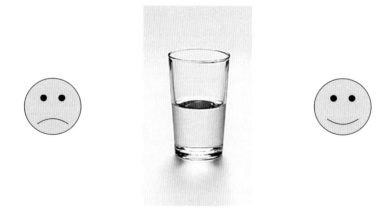

Der Weg ist schwer! Wie kann ich ihn leichter machen?

Das Leitmotiv des gemeinsamen Weges wird in folgender Nacherzählung verdeutlicht.

Die Steinsuppe

Auf dem Dorfplatz sitzt eine hoffnungslos traurige Gruppe. Die Menschen sind entmutigt, denn neben ihren täglichen Sorgen leiden sie auch an Hunger. Eine alte, fremde, fast unscheinbare Frau tritt in ihre Runde. »Was macht ihr für Gesichter, was ist los?«, fragt sie mit klarer Stimme. Die Anwesenden erschrecken und erzählen von ihrem Hunger und den wiederkehrenden Sorgen. Die alte Frau hört aufmerksam und anteilnehmend zu. Nach geraumer Zeit greift sie in ihre Tasche und sagt: »Hier habe ich einen Suppenstein. Wer holt einen Topf, wer bringt Wasser, wer facht ein Feuer an?« Verwundert blicken sich die Angesprochenen an, überlegen und machen sich auf den Weg. Nach einiger Zeit beginnt das Wasser im herbeigeschafften, großen Topf zu kochen. Vorsichtig legt die Fremde den Suppenstein hinein. Bedächtig rührt sie das kochende Wasser und fragt: »Wer hat Kartoffeln, Möhren, Kohl, Zwiebeln?« Wiederum machen sich Einige auf den Weg. Die eine bringt sogar Getreide mit und eine andere hat nichts anderes als Salz. Die Augen der Fremden leuchten. Andächtig rührt sie in der Suppe und ruft begeistert: »Kommt, esst von dieser Köstlichkeit.«

Lasst uns das Leben lieben, lasst uns die Liebe leben!
Quelle unbekannt

1 Leitgedanken

1.1 Selbsterlernen

Selbsterlernen bedeutet ein unabhängiges Lernen. Es meint die Fähigkeit, alle notwendigen Maßnahmen selbstständig zu gestalten, um die Verantwortung für den eigenen Lernprozess zu übernehmen. Das stärkt die Eigenständigkeit, die Motivation und den Lustfaktor. Diese Lernformen beginnen bei jedem persönlich. Erste Schritte sind deshalb, das schulische Lernen zu verlernen, das heißt sich vom bislang Erlebten zu distanzieren. Das ist oft mit rationalen, sachbezogenen Beurteilungen wie »richtig« oder »falsch«, mit selbstvernichtenden, moralischen Bewertungen wie »genügend« oder »ungenügend« verbunden, mit Leistungsdruck oder mit nur Vermittlung reiner Wissensinhalte.

Eingeprägte Verhaltensweisen sind loszulassen. Wichtig ist der experimentierfreudige Anfang, Neues zu wagen, Neugierde zu wecken, Lernbereitschaft zu entwickeln, um unbekannte, ungewohnte Wege zu gehen.

> Der Umgang mit Menschen mit Demenz bedeutet, sich für völlig neue Denk- und Handlungsmuster zu öffnen, um sich auf deren Daseinsebene zu bewegen.

Auf den ersten Blick ist es beängstigend, bekannte Pfade zu verlassen, dennoch ist der Weg kraftspendend und belebend.

Folgender Text von Bertolt Brecht ermutigt, das Lernen in jeder Lebenslage einzuüben, um selbstverantwortlich, flexibel und individuell den Lernweg zu suchen und zu gehen.

Lob des Lernens
Lerne das Einfachste! Für die,
deren Zeit gekommen ist,
ist es nie zu spät!
Lerne das Abc, es genügt nicht,
aber lerne es!
Lass es dich nicht verdrießen!
Fang an! Du musst alles wissen!
Du musst die Führung übernehmen.

Lerne, Mann im Asyl!
Lerne, Mann im Gefängnis!
Lerne, Frau in der Küche!
Lerne, Sechzigjährige!
Du musst die Führung übernehmen.

Suche die Schule auf, Obdachloser!
Verschaffe dir Wissen, Frierender!
Hungriger, greif nach dem Buch:
Es ist eine Waffe.
Du musst die Führung übernehmen.

Scheue dich nicht, zu fragen, Genosse!
Lass dir nichts einreden,
sieh selber nach!
Was du nicht selber weißt, weißt du nicht.
Prüfe die Rechnung, du musst sie bezahlen.
Lege den Finger auf jeden Posten,
frage: Wie kommt er hierher?
Du musst die Führung übernehmen.
Bertolt Brecht[2]

Jede Strophe dieses Textes endet mit dem eindringlichen Appell: »Du musst die Führung übernehmen«, das heißt, ich bin zuständig für meine Lebensgestaltung und übernehme die Verantwortung. Ich bin Gestalter meiner Gedanken, meiner Gefühle, meines Handelns und somit Lebensgestalter und kein Opfer. Die Aussage: »Der hat mich verletzt!« wandelt sich in: »Ich habe mich verletzen lassen«. Zeige ich mit dem Finger auf andere, weisen drei Finger auf mich selbst zurück. Das zeigt, wie wichtig es ist, immer bei sich selbst anzufangen.

Ich bin nie allein, sondern immer mit mir zusammen. Deshalb ist es so wichtig, einen wohltuenden Umgang mit sich selbst einzuüben und zu lernen, sich selbst auszuhalten.

Früher: Eigenlob stinkt!

Heute: *Eigenlob stimmt!*

Eigenlob bedeutet, dass ich liebevoll, mir entgegenkommend mit mir umgehe, auch mit meinen Ecken und Kanten, mit meinen Sonnen- und Schattenseiten. Das heißt, ich wertschätze mich in meiner »Bruchstückhaftigkeit«, ich nehme mich an und bejahe mich, mit meinen Gaben, Fähigkeiten, aber auch mit meinen Grenzen und Unzulänglichkeiten. Aus dem kraftvollen Zusammenspiel von Sonnen- und Schattenseiten wächst die eigene innere Kompetenz.

Im Umgang mit Menschen mit Demenz besteht die Gefahr, sie stets umsorgen und betreuen zu wollen und sich dabei aufzuopfern. Ich meine es gut, aber es tut nicht gut! Außendruck gibt Innendruck, deshalb brauche ich einen Ausdruck. Ich bin in Gefahr zu schlucken, statt auf meine Gefühle zu achten und ihnen Raum zu geben. Die Rechnung geht nur dann auf, wenn ich gut für mich selber sorge.

---

2 »Lob des Lernens«, aus: Bertolt Brecht, Werke. Große kommentierte Berliner und Frankfurter Ausgabe, Band 11: Gedichte 1. © Bertolt-Brecht-Erben / Suhrkamp Verlag 1988.

Geht es mir gut, geht es auch meiner Umgebung gut. Es ist eine stetige Herausforderung, sich selber lieben zu lernen. Das ist die Voraussetzung dafür, Menschen mit Demenz, die in einer anderen Seins-Ebene leben, achtsam und wertschätzend begleiten zu können. Die Gelassenheit bekommt Raum, weil das Einlassen, das Loslassen und die Verhinderung des Verlassenwerdens immer wieder eingeübt wird. Ist es bekannt, dass in der afrikanischen Kultur Menschen mit Demenz als Halbgötter verehrt werden? Weshalb hat in unserem Kulturkreis diese Sichtweise keinen Raum?

Nochmals: Geht es mir gut, geht es auch meiner Umgebung gut. Auf diesem Weg komme ich immer mehr zu mir selbst, zu meinem inneren Kern. Der Text »Die Kraft im Menschen« verstärkt diese Aussage.

Die Kraft im Menschen
Ein orientalisches Märchen erzählt von Göttern, die zu entscheiden versuchen, wo sie die Kraft des Weltalls verstecken sollen, so dass der Mensch sie nicht finden und zerstörerisch verwenden kann.
Ein Gott sagte: »Lasst sie uns auf dem Gipfel des höchsten Berges verstecken.« Sie entschieden, dass der Mensch schließlich den höchsten Berg besteigen und die große Kraft finden würde.
Ein anderer Gott sagte: »Lasst uns die Kraft auf dem Grund des Meeres verstecken.« Wiederum entschieden sie, dass der Mensch schließlich auch die Tiefe der See erforschen würde.
Ein dritter Gott schlug vor: »Lasst uns die Kraft des Weltalls in der Mitte der Erde verstecken.« Aber auch dieser Vorschlag fand keine Zustimmung, weil sie befürchteten, dass der Mensch irgendwann auch dorthin finden würde.
Schließlich sagte der weiseste Gott: »Ich weiß, was zu tun ist. Lasst uns die Kraft des Universums im Menschen selbst verstecken. Er wird niemals daran denken, dort danach zu suchen.« Und so versteckten sie tatsächlich die Kraft des Universums im Menschen selbst. Ganz tief im Menschen.
Quelle unbekannt

Bin ich bereit, in die Rolle des Schatzgräbers zu schlüpfen?

1.2 Grunddynamik des Lebens

Eine große Lebenskunst ist darin zu erkennen, dass Gegensätze durch die Spannung ihrer Unvereinbarkeit zusammengehalten werden. Sie gewinnen ihre Wirkkraft aus der Beziehung zum Gegensatz, der durch die Spannung die Energie trägt, die nötig ist, einmal das eine oder das andere zu tun. Diese Einsicht verhindert das falschverstandene, weitverbreitete Harmoniebedürfnis.

Gegensatzpaare sind:

    Festhalten – Loslassen
    Einatmen – Ausatmen
    Nähe – Distanz
    Nehmen – Geben
    Spannung – Entspannung

Spannung und Entspannung sind einzuüben. Loslassen und Festhalten sind in der Begleitung bei Menschen mit Demenz besonders zu beachten, denn sie sind eine stete, sich wandelnde Herausforderung. Was jetzt richtig ist, kann im nächsten Augenblick das Gegenteil bewirken. Den eigenen Gefühlen vertrauen, intuitiv handeln, vor allem sich authentisch verhalten ist die Basis eines unbelasteten Miteinanders. Loslassen heißt nicht fallenlassen, sondern achtsam die Umklammerung lösen. Nur leere Hände können neu gefüllt werden.

1.3   Lebensbalance einüben

Die Lebensbalance ist eine Haltung, die unterstützt, Stressfallen und Burnout-Symptome zu umgehen. Die richtige Balance zu finden und zu erspüren, wann was dran ist, ist ein lebenslanges Einüben.

Folgende Erzählung zeigt anschaulich auf, wie vorzugehen ist.

Vom schwarzen und weißen Vogel

Im Traum balanciert eine Frau mit ausgestreckten Armen auf einem Drahtseil, um im Gleichgewicht zu bleiben. Sie sieht auf der linken Seite einen riesengroßen, schwarzen, angsteinflößenden Vogel. Sie bekommt Angst, angegriffen und verletzt zu werden. Sie beugt sich nach links, um das Tier wegzujagen, verliert dadurch das Gleichgewicht und fällt hinunter. Als sie wieder auf dem Seil steht, sieht sie auf der rechten Seite einen wunderschönen, strahlend weißen Vogel. Sie fühlt sich von ihm stark angezogen. Impulsiv lehnt sie sich hinüber, um das Tier festzuhalten. Sie verliert das Gleichgewicht.

Es wird ihr bewusst, dass sie die Balance nicht halten kann, weil sie den Vögeln Beachtung schenkt und reagiert statt anzunehmen. Sie steigt nochmals auf das Seil, streckt die Arme so aus, dass die Handflächen nach oben zeigen. Die Vögel können sich, ganz so wie es ihnen zusagt, darauf niederlassen. Die Balance bleibt erhalten.

Quelle unbekannt

Gleichmut ist der Mut, sich weder vom Guten noch vom Bösen aus dem Gleichgewicht werfen zu lassen.

1.4   Ein Versuch, den Selbstkern und das Ich zu beschreiben

Mit der Geburt erhält der Mensch seinen Körper sowie seinen einzigartigen Selbstkern, der nie zerstört werden kann, das Wertvollste, was jeder Mensch jemals geschenkt bekommt. Der Begriff »Selbstkern« geht auf den Soziologen Konrad Paff aus Dortmund zurück (1922–2012).

Mit dem körperlichen Wachstum entfaltet sich das »Ich«. Wenn ein Kind »Ich« sagen kann, wird es zur Person. Nach wissenschaftlichen Erkenntnissen fällt dies in die Zeit, zu der sie ihre Schließmuskeln handhaben können. Das »Ich« nimmt immer mehr Raum ein und kann so dominieren und egozentrisch werden, dass der Selbstkern verdeckt wird und vor sich hinschlummert. Weitere Entwicklungsschritte führen zur Verstandesebene. Auch die Beziehungsgestaltung zum »Du« entwickelt sich.

Das »Ich« kann sich so sehr aufblähen, dass es zum Egoismus wird und zum Helfersyndrom führen kann, um stets Anerkennung von außen zu erhalten. Der Schwerpunkt liegt dabei nicht beim Selbstkern, sondern ist stets exzentrisch und sehnt sich danach, gesehen, gehört, beachtet zu werden und im Mittelpunkt zu stehen. Das kann bis zur Selbstlosigkeit und Selbstaufgabe führen. Man meint es gut, aber es tut nicht gut. Die erhaltenen Anerkennungen von außen stabilisieren fragmentarisch den Selbstkern sowie das Selbstwertgefühl.

Wenn jeder Einzelne verantwortungsbewusst für sich selbst sorgen würde, dann bliebe nur noch ein kleiner Teil übrig, der gemeinsam zu erarbeiten wäre (siehe die schraffierte Fläche in der folgenden Abbildung).

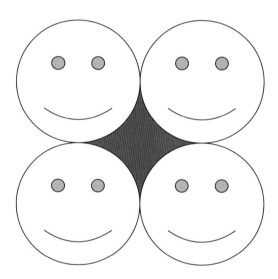

Wer frei wird von der Abhängigkeit von äußeren Anerkennungen, nährt sich von gelebter Selbstliebe und erhält dadurch Freiheitsraum und Lebendigkeit.

Der Selbstkern wird durch das Wachstum ins »Ich«, auch durch die Dualität, eingeengt und ist immer wieder zu befreien. Durch Erschütterungen, z. B. Krankheit, Schicksalsschläge, Verlusterlebnisse und Traumata, wird der Weg zum Selbstkern oft gebahnt. Die Frage nach dem Lebensinn wird relevant. Im Alter, wenn die körperlichen Kräfte nachlassen und die Verdrängungsmechanismen nicht mehr tragen, bekommt der Selbstkern Entfaltungsraum. Die nachlassenden körperlichen Kräfte mit dem abnehmenden Bewegungsradius unterstützen diese Selbstbefreiung, die zu einer inneren Weite führen kann.

Kinder brauchen Lob, um zu wachsen und Ältere, um den Selbstkern von lebenslang angehäuften Abhängigkeiten zu befreien.

1.5   Lebensphasen der westlichen und östlichen Kultur

Die beiden Abbildungen zur westlichen und östlichen Kultur zeigen unterschiedliche Sichtweisen auf, die zu einem individuellen Blickrichtungswechsel führen. Sie erklären auch die horizontale und vertikale Sichtweise.

Lebensphasen in der westlichen Kultur

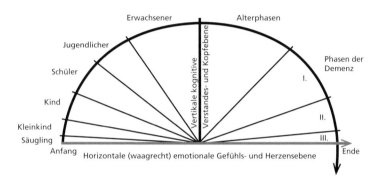

Lebensphasen in der östlichen Kultur

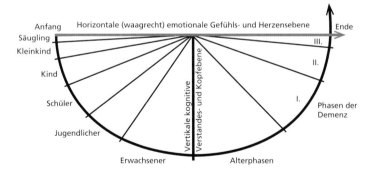

Im westlichen Kulturkreis des Lebensbogens verläuft das Ende abwärts, er betont das Defizitäre. Bei der östlichen Kultur ist es umgekehrt. Es entsteht eine Schale.

Die der Endlichkeit entgegengehenden Menschen – besonders die mit Demenz in der dritten Phase, die durch ein stetes Abschiednehmen geprägt ist – füllen in der Anschauung der östlichen Kultur die Schale. Es geht aufwärts. Sie nähern sich der Horizontalen und beleben unsere verkümmerte Emotionalität. In ihnen kommen wieder Kompetenzen zum Tragen, wie sie auch Kinder haben, und doch sind sie keine Kinder. Diese Menschen verhalten sich nicht mehr gesellschaftskonform und meiden Konventionen. Deshalb ist es unsere Aufgabe, sich mit ihrer Daseinsebene anzufreunden, um ihre Bedürfnisse zu erspüren, sie in ihrer besonderen Lebensphase wertschätzend anzunehmen und sich über jede Kleinigkeit mit ihnen zu freuen und sie lobend und anerkennend zu begleiten.

Jeder Mensch beginnt bei seiner Geburt das Leben in der Horizontalen und lebt in vielfacher Hinsicht wie ein Mensch mit Demenz. Er kann nicht sprechen, nicht selber essen, ist schutzbedürftig und auf die Mitwelt angewiesen.

Mit dem Sitzen, Stehen, Gehen wächst das Kind in die Vertikale. Es lernt gesellschaftliche Werte, Regeln, Pflichten und logisches Denken. Erziehung, Schul- und Berufsleben, Sozialisation gehören zum Einüben der Vertikalen, die zur Ratio, zur Verstandesebene führt.

Menschen mit Demenz haben Gefühlsausbrüche wie Kinder, denn sie können sich nicht mehr in dem uns so vertrauten Rahmen der Vertikalen artikulieren. Vielfach wird ihr Verhalten heute als «Aggression«, als »auffälliges« oder »herausforderndes Verhalten« bezeichnet. Ihr Gebaren sollte uns jedoch vor allem nachdenklich stimmen und motivieren, ihre Bedürfnisse zu ergründen.

In der Verstandesebene, der Vertikalen, wird beständig die Dualität eingeübt. Das Vergleichen wird dominant mit folgenden Denkmustern:

Entweder – Oder

Besser – Schlechter

Gut – Böse

Mehr – Weniger

Oben – Unten

Richtig – Falsch

Schwarz – Weiß

Glücklicherweise gehören im heutigen Sprachgebrauch Aussagen wie »sowohl als auch« und die Erkenntnis, dass es nicht nur »schwarz und weiß«, sondern auch unterschiedliche Grautöne gibt, dazu. Die Dominanz der Vertikalen, die von Macht, Gewalt und hierarchischen Strukturen geprägt ist, verblasst bei älter werdenden Menschen. Auch Menschen mit Demenz verlassen festgefahrene Strukturen, Normen und Konventionen. Sie haben sich von der Vertikalen verabschiedet und neigen sich zur Horizontalen. Der Weg zurück in die Vertikale ist durch die Gehirnveränderungen versperrt. Menschen mit Demenz stehen weder unter Zeit- noch unter Leistungsdruck. Auf Vorschriften, Regeln, Ratschläge und Fremdbestimmung reagieren diese Menschen mit auffallendem Widerstand. Manipulation, Korruption, hierarchische Strukturen und alles Materielle interessieren Menschen mit Demenz nicht mehr, stattdessen leben sie horizontal, auf der Gefühlsebene. Menschen mit Demenz können sich oft nur noch nonverbal mitteilen – sie kommunizieren, was sie ängstigt, schmerzt und wessen sie bedürfen. Es ist nicht leicht nachzuvollziehen, was sie benötigen. Ein gewisses Repertoire an Wissen und Kniffen ist notwendig, um den Auslöser eines Gefühlsausdrucks ausfindig zu machen und entsprechend zu begleiten.

Wir können den Wind nicht ändern,
aber die Segel anders setzen.
Aristoteles

Wertschätzung, einfühlsamer Respekt und verständnisvolles Eingehen auf die gezeigten Emotionen regen Menschen mit Demenz an, Vertrauen zu fassen. Wer einem Menschen mit Demenz mit Offenheit und Verständnis begegnet, kann sich dabei wiederfinden. Sein Leben wird bereichert durch gegenseitiges Geben und Nehmen.

Die horizontale Sichtweise betont Augen- und Herzenshöhe, Gleichberechtigung, Liebe, Verbundenheit, wertfreie, bejahende Annahme, Wertschätzung, Akzeptanz, und Toleranz.

Einfach Dasein, den Augenblick auskosten, einander in die Augen schauen, sich gegenseitig spüren. Das sind tiefgehende, bereichernde Begegnungen und sprechen mehr als 1000 Worte.

Nochmals: Die horizontale Blickrichtung ermöglicht, andere Dimensionen wahrzunehmen. Der Ton einer Klangschale, der ins Unendliche klingt, oder der Blick vom Meeresstrand zum Horizont schenkt Einblick in diese Dimensionen, die zum Staunen führt.

Beim Erreichen der Horizontalen kann der Mensch nicht mehr in die Vertikale zurück, deshalb ist es wichtig, dass wir zu diesen Menschen gehen, auch zu denjenigen, die dem Lebensende nahe sind.

1.6 Bewegung ist Leben

Die folgenden Angebote gehören zu den 18 chinesischen Gesundheitsübungen, »Shibashi«[3]. Die ersten sechs Bilder werden im Basismodul eingesetzt. Die erste Übung lautet »Winken am Seeufer«. Wir pendeln ständig zwischen der emotionalen Gefühls- und Herzensebene und der kognitiven Verstandes- und Kopfebene hin und her. Die nachstehend beschriebene Körperübung lädt ein, sich diesen Hin und Her-Bewegungen hinzugeben und dabei den inneren Stand nicht zu verlieren. Es ist eine recht anspruchsvolle Übung, auch wenn sie einfach erscheint.

Vorgehen: Hüftbreit hinstellen, Gewicht gleichmäßig auf beide Füße verteilen, Kniegelenke sind locker, Handrücken zeigen nach vorne. Die ausgestreckten Arme mit den entspannten, schlaffen Händen werden über Augenhöhe in die Vertikale geführt und dabei eingeatmet. Mit den Fingerspitzen wird imaginär eine Wand von oben nach unten bemalt und dabei ausgeatmet, dies 8–10 Mal wiederholen. Diese Übung hilft, Spannungen im Körper zu lösen und vermittelt ein intensives Gefühl der Erdung und des Loslassens.

---

3 Quelle: Brem, Antoinette & Lehner, Barbara, 2010. Shibashi – Ruhe und Achtsamkeit erfahren. Lebensimpulse aus dem Qi Gong. Ostfildern: Grünewald.

1.7   Bedenkenswertes

Dass Vögel des Kummers über deinem Kopf kreisen, kannst du nicht verhindern, aber du kannst verhindern, dass sie auf deinem Kopf Nester bauen.
Chinesische Weisheit

Gott gibt die Nüsse, aber er knackt sie nicht auf.
Aus Arabien

Sage es mir, und ich vergesse es;
Zeige es mir, und ich erinnere mich;
Lass es mich tun, und ich behalte es.
Konfuzius

In jedem Anfang ist ein Zauber inne, der uns beschützt und der uns hilft zu leben.
Hermann Hesse

Schafft den Ruhestand ab! Das Defizitbild vom Alter ist überholt.
Horst W. Opaschowski

Die Alten
Am meisten liebe ich die Alten
die ihren Kaffee selber
nach eigenem Rezept
brauen
die immer härter werden
mit wachsendem Muskelschwund
die sagen:
wenn ihr unter Altersweisheit versteht
daß man sich abfindet
sucht euch einen Jüngeren.
Rainer Malkowski[4]

1.8   Erlebtes aus der Praxis

Ich erinnere mich an eine Teilnehmende eines Workshops, die erwähnte: »Ich habe noch nie etwas in die Suppe gegeben.« Meine Antwort: »Ihre Anwesenheit ist ein kostbarer Beitrag«. Erstaunt blickte sie mich an. Ihr spontanes Lächeln vermittelte mir, dass sie sich verstanden und ermutigt fühlte.

Eine andere Teilnehmende bemerkte, dass sie etwas Bitteres in die Suppe gegeben hätte, denn sie versuchte, Schuldige zu suchen und anzuprangern. »Ja«, ist meine Antwort, mit der Ergänzung: »Der Topf ist glücklicherweise groß genug, es hat sich vermischt.« Es ist ein besonderes Gewürz in der Suppe.

---

4 Rainer Malkowski: Die Gedichte. Wallstein 2009

Diese Beispiele zeigen auf, wie die Zutaten zur Suppe oft mit Wertungen versehen werden. Das macht sie ungenießbar. Brücken der absichtslosen Aufmerksamkeit, Wertschätzung, Zuwendung unterstützen, verinnerlichte Wertungen verblassen zu lassen, um immer wieder neu anzufangen.

1.9 Persönliche Stellungnahme

Beim Erarbeiten der Texte, die überfordern und auch unterfordern können, ist mir bewusst geworden, wie wichtig ein gesellschaftlicher Blickrichtungswechsel ist. Das ermutigt mich, immer wieder eigenverantwortlich meinen Weg zu suchen, zu finden und zu gehen. Folgen sind zu tragen, denn die »Normalität« verblasst. Es ist ein Verlassen von festgefahrenen Strukturen, von Ordnungen, von Regeln, von Konventionen – das heißt ich »ent-orte« mich. Die Vergangenheit kann nicht verändert werden, Zukunftssorgen sind zu vermeiden. Es ist ein stetes Einüben, immer wieder neu anzufangen und in der Gegenwart genussvoll leben zu lernen. Carpe Diem!

1.10 Selbstreflexion

Welcher Leitgedanke spricht mich besonders an?
Welche Erkenntnisse sind in dieser Einheit neu?
Was hat mich positiv oder negativ berührt?
Welche Fragen stehen im Raum?
Welche Wünsche und Bedürfnisse sind vorhanden?

(Vgl. Checkliste Nr. 8 auf S. 142.)

2 Spielvarianten

Wir hören nicht auf zu spielen,
weil wir älter werden,
sondern wir werden alt,
weil wir zu spielen aufhören.
Michael Pritschat

2.1 Einleitung

Das Berufsleben verlangt stets kognitive Kompetenzen, Pflichterfüllung und perfektes, verantwortliches Handeln. Die Vertikale mit der Dualität, dem Denkmuster der Gegensätzlichkeit, und die Ratio stehen im Vordergrund. Die emotionalen Wurzeln unseres Menschseins werden häufig verlassen, um gesellschaftskonform und angepasst zu sein.

Ja nicht auffallen, keine Grenzüberschreitungen wagen, nicht aus der Rolle fallen, sondern Gleichförmigkeit anstreben, so wie es sich gehört. Die absichtslose Muße, das zweckfreie Spiel, die Emotionalität werden vernachlässigt.

Menschen mit Demenz lieben oft Spiel, Lachen, Bewegung und erfreuen sich an Kindheitserinnerungen. Das Kurzzeitgedächtnis, die Krone verblasst, das Langzeitgedächtnis, also Stamm und Wurzeln, bleiben erhalten (siehe Abbildung).

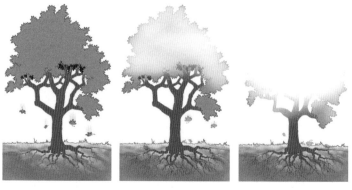

Krone
Kurzzeitgedächtnis

Stamm / Wurzel
Langzeitgedächtnis

Angesichts der Einschränkungen der kognitiven Leistungsfähigkeiten sind dem Menschen mit Demenz vertraute, nachvollziehbare und mit seinen Sinnen erfahrbare Angebote zu machen, durch die er sich an früher gemachte Gefühle erinnern kann. Das bewirkt Sicherheit und Stabilität. Fähigkeiten, Fertigkeiten, Talente und Neigungen, die oft unbewusst noch vorhanden sind und nie ganz verlernt werden, sind zu entdecken. Das Fördern der Ressourcen sowie die Kenntnis der Biografie sind Voraussetzungen für bereichernde Beziehungsangebote.

2.2 Ziele

- Spielend sich entdecken
- Geselligkeit und Teilhabe ermöglichen
- Selbstvertrauen und Selbstwertgefühl stärken
- Toleranz, Akzeptanz einüben und Freude erleben
- Alte Spiele entdecken oder neue erfinden

2.3 Input

Ich spiele, also bin ich:
Da ist kein Nutzen drin und kein Gebrauchswert.
Ich spiele, also bin ich:
In meinen Regungen bin ich einfach da.
Das hat seinen Wert in sich.
Ich spiele, also bin ich:
Das ist ein Ausdruck unerschöpfter Freude
an der Schöpfung, in der ich inbegriffen bin.
Ich spiele, also bin ich:
Gespielen und nicht Gegenstände
sind mir die Menschen, Tiere, Pflanzen
und die Erde, aus der wir gebildet sind.
Ich spiele, also bin ich:
Mitspielend spiele ich nicht mit, was gespielt wird.
Ich spiele, also bin ich:
Ich setze mich aufs Spiel für das,
was auf dem Spiel steht.
Wolfgang Dietrich

Dieser Text von Wolfgang Dietrich mit der wiederkehrenden Aussage »Ich spiele, also bin ich« verdeutlicht, dass das Spiel einen wichtigen Beitrag zur Stärkung der Identität ist. Das Spiel ist eine Tätigkeit, die ohne bewussten Zweck zum Vergnügen, zur Entspannung, allein aus Freude an der Ausübung durchgeführt wird. Es ist eine Beschäftigung mit der in ihr selbst liegenden Zerstreuung, Erheiterung oder Anregung, die oft in Gemeinschaft mit anderen vorgenommen wird.

Ein Großteil der kognitiven Entwicklung und der motorischen Fähigkeiten bei Kindern findet durch das Spiel statt. Jedem Kind sind die Neugier und die Lust am Spiel angeboren. Das Spiel wird psychologisch als Haupttriebkraft der frühkindlichen Selbstfindung und späteren Sozialisation des Menschen angesehen. Menschen mit Demenz verfügen über spielerische Fähigkeiten und sind echt und spontan wie Kinder. Der Unterschied ist, dass bei Menschen mit Demenz Erziehung und Sozialisation der Vergangenheit angehören. Das ist bei der Auswahl von Spielen zu beachten. Auswahlkriterien sprechen die erfahrbaren Sinne an und unterstützen den Anschluss an die stabilisierenden Gefühle von früher im Jetzt zu finden.

Jeder Beitrag ist wichtig und wertvoll, denn er ist ein Ausdruck von einem einmaligen, wertvollen Menschen, unabhängig von seinem physischen, psychischen und sozialen Zustand oder seiner augenblicklichen Verfassung.

Wettkampfspiele sind ungeeignet. Menschen mit Demenz haben schon so viel verloren, dass sie sich als Sieger erleben wollen. Es gibt deshalb den 1., 2., 3. etc. Sieger. Jeder bekommt einen Trostpreis.

Das Glücksspiel galt im Mittelalter und auch während der Aufklärung als ein teuflisches Spiel, als Gotteslästerung, was heute nach wie vor in Redewendungen wie z. B. »Haus und Hof verspielen« zum Ausdruck kommen kann. Spielen am Sonntag kann deshalb verpönt sein. Solche Hinweise sind zu beachten, wenn Menschen keinen Zugang zum Spiel haben.

2.4   Praxisimpulse

Nicht nur Menschen mit Demenz freuen sich an Stimmungsmachern, wie z. B. Luftballons, Seifenblasen, Fingerspielen u. a. m. Unverzüglich kann sich eine fröhlichere, lebendige Stimmung entfalten. Springt der Funke nicht, ist eine Ablehnung zu spüren, ist dieser Hinweis notwendig: »Das gefällt Ihnen nicht? Entschuldigung, ich hatte den Schalk im Nacken.«

Gespräche aus der Kinderzeit sowie das Auffrischen von Erinnerungen beleben den Alltagstrott. Spielerisches Vorgehen erleichtert und macht schwierige Situationen erträglicher. Solche Maßnahmen sind kein »Kinderkram«, sondern fördern die Beweglichkeit, stärken die Identität und führen zur Entspannung. Ergänzungen von Sprichwörtern, die oft wiederholt werden können, stärken durch die Mitbeteiligung das Selbstwertgefühl.

Auch bei pflegerischen Tätigkeiten gibt es immer wieder Zeitfenster, die Leichtigkeit in der Arbeit ermöglichen. Wichtig ist es zu tun und nicht nur darüber zu sprechen. Was sich bewegt, bewegt!

Gekaufte Spiele sind nicht so wirkungsvoll wie selbst hergestellte. Letztere enthalten Geschichten und kommen von Herzen und gehen zu Herzen. Je einfacher und preisgünstiger das Material ist, desto wirkungsvoller ist zumeist das Miteinander.

Beispiele:

- Einen Ball in unterschiedlichen Ausführungen auf dem Tisch kullern zu lassen, fördert die Aufmerksamkeit. Ein Igel-Ball oder ein aus Zeitungspapier oder Stanniol hergestellter runder Gegenstand sowie andere leere Verpackungen sind besonders gut geeignet, weil sie nicht so schnell rollen. Kleinigkeiten beleben und gestalten ein wohltuendes Erleben.
- Eine selbst hergestellte Zeitungsrolle ist vielseitig einzusetzen als Fernrohr, Hörrohr, Flöte, Geige, Klarinette, Querflöte, Dirigentenstock ... Mit ihr lässt sich fechten, stupsen, abklopfen, Rücken kratzen ... Ein hineingestopftes Tuch in die Öffnung der Rolle ergibt rasch eine Fahne, Fackel u. a. m.
- Ein Phantasietier entsteht, wenn ein Papiertaschentuch, bei dem alle vier Ecken eingedreht werden, auf einen runden Gegenstand gesetzt wird, z. B. Kugel, Ball, Apfelsine. Das »Ungeheuer« wird angestoßen und kullert über den Tisch oder Boden. Die Reaktion der Anwesenden ist verblüffend.
- Das Spiel »6/4/2/ich bin dabei« ist ein beliebtes Würfelspiel. Bei gewürfelten geraden Zahlen wird eine Frage gezogen, die gegebenenfalls gemeinsam beantwortet wird. Bei ungeraden wird ein Vers eines gewünschten Liedes gesungen oder ein Sprichwort wird ergänzt oder eine Frage beantwortet. Solche Aktivitäten fördern Gespräche, dabei geht es nicht um richtig oder falsch, sondern um ein lustvolles, absichtsloses Miteinander.

  Bei motorischen Einschränkungen bewährt sich der Einsatz eines Würfels aus Schaumgummi oder Würfeln im Schraubdeckelglas.

  Menschen mit Demenz wollen häufig das Erhaltene, z. B. Würfel, behalten und nicht weitergeben. Deshalb erhält jeder Teilnehmer seinen eigenen Würfel. Erzieherische Anweisungen sind zu vermeiden.
- Wortspiele fördern die Kommunikation und sind gleichzeitig Gedächtnistraining. So kann z. B. der Begriff »Spiel« erweitert werden.

  (Vgl. das Wortspiel zusammengestellt von einer über 80-jährigen Teilnehmerin des 1. Workshops auf S. 166.)

  Weitere Ergänzungen zu Wortspielen: Tag ..., Nacht ..., Sonne ..., Mond ..., Sterne ..., Schnee ..., Regen ..., u. a. m.

  Mit gewählten Buchstaben können Blumen, Vornamen, Stadt, Land, Fluss gemeinsam gesucht werden.

  Ein phantasierter Einkaufsbummel gleicht einem Gedächtnistraining: Was wird eingekauft beim Bäcker, beim Metzger, im Gemüseladen, im Schuhgeschäft, im Kaufhaus, im Blumenladen u. a. m.?
- Zeichenspiele, die keine Vorbereitungszeit brauchen, machen oft viel Spaß: z. B. Zwei Punkte, ein Strich und noch ein Strich, fertig ist das Mondgesicht. Gesichter lassen sich auf Fingerkuppen zeichnen.
- Kinderreime, Fingerspiele, Falttechnik: Hüte, Segelschiffe, Himmel und Erde, Bilder ausschneiden, Collagen gestalten, sind nur einige Anregungen, die mit wenig Aufwand den Alltag beleben können, die weder zeitaufwendig noch kostenintensiv sind.

Es gibt unzählige Bücher mit »perfekten« Angaben. Einfache, phantasievolle, selbsterfundene Spiele wirken stattdessen belebender, motivieren und stärken die Mitbeteiligung. Je perfekter, desto geringer die Wirkung.

2.5 Bewegung ist Leben

Das zweite »Shibashi«-Bild: »Auf einem Berggipfel die Brust weit machen« fördert das sich Öffnen und stärkt das Gleichgewicht im Geben und Nehmen.

Vorgehen: Stand überprüfen, Kniegelenke sind locker. Die nach vorne ausgestreckten Arme befinden sich auf Augenhöhe, Ellbogen unterhalb der Schulterhöhe legen. Hände nähern sich den Augen. Daumen zeigen beim Öffnen und Schließen des Herzkreises nach oben. Die Arme bei der Ausdehnung nicht zu weit nach hinten führen, damit die Schulterblätter sich nicht verspannen. Handflächen locker zusammen führen. Wiederholung 8–10 Mal.

2.6 Bedenkenswertes

• Spielen ist gemeinschaftsfördernd
• Spielen ist lebensnotwendig
• Spielend älter werden
• Der Letzte wird der Erste sein
• Mut zum Spiel einüben
• Grenzüberschreitungen wagen
• Es ist noch kein Meister vom Himmel gefallen
• Selbst produzieren, statt konsumieren

Der Mensch spielt nur, wo er in voller Bedeutung des Wortes Mensch ist, und er ist nur da ganz Mensch, wo er spielt.
Friedrich Schiller

Wer spielt, der lernt! Wer lernt, der lebt! Wer lebt, der spielt!
Jörg Roggensack

Die Entwicklung der Intelligenz braucht das Spiel wegen der unendlichen Vielfalt der Optionen.
Max Kobbert

Spiel ist nicht Spielerei, es hat hohen Ernst und tiefe Bedeutung.
Friedrich Fröbel

Je besser man die Spielregeln kennt, umso mehr Spaß macht es, sie zu umgehen.
Werner Mitsch

Um wirklich zu spielen, muss der Mensch, solange er spielt, wieder Kind sein.
Johan Huizinga

Jung ist, wer noch staunen kann, wer Ereignisse herausfordert und sich freut am Spiel des Lebens.
Marc Aurel

Spielen ist, ein Stück Freude mit jemandem anderen zu teilen.
Manfred Reindel

Das Spiel ist die höchste Form der Forschung.
Albert Einstein

Das Spiel ist so notwendig für das menschliche Leben wie das Ausruhen.
Thomas von Aquin

Spielen ist eine Tätigkeit, die man gar nicht ernst genug nehmen kann.
Jacques-Yves Cousteau

2.7   Erlebtes aus der Praxis

Ein Alltagsbegleiter macht mit einem apathisch, inaktiven, dementen Bewohner eine außergewöhnliche Erfahrung, die ermutigt, den Ressourcen mehr Beachtung zu schenken.

In der Gruppenstunde wird das Thema »Zahlen« gewählt. Ein Teilnehmer, der sonst vor sich hin döst, wird plötzlich wach und aktiv. Bei der Frage: »Drei mal Drei?« kommt spontan die Antwort »Neun«. Weitere schwierigere Fragen werden ihm gestellt. Er gibt stets die richtige Antwort. Wie der Alltagsbegleiter später erfährt, beschäftigte sich der Bewohner in seinem Berufsleben vorwiegend mit Zahlen. Das Langzeitgedächtnis bleibt bei Menschen mit Demenz lange erhalten, deshalb sind Kenntnisse der Biografie und Ressourcen spielerisch einzusetzen.

2.8   Persönliche Stellungnahme

Das Spielen entspannt und belebt mich in meinem Alter. Menschen mit Demenz befreien mich von einengenden Strukturen, Prägungen und unterstützen mich, Grenzüberschreitungen zu wagen. Das ist bei konventionellen Gesellschaftsstrukturen mit entsprechenden Prägungen eine besondere Herausforderung. Ich wünsche mir und allen immer wieder Mut, trotz aller Hindernisse, den Weg spielend zu suchen, zu finden und mutig eigene, individuelle Wege zu gehen.

2.9   Selbstreflexion

Wie wird der Begriff Spiel angesehen?
Welche Erinnerungen werden wach?
Was spricht in dieser Einheit an?
Welche Fragen suchen nach Antwort?
Welche Spiele sind auszuprobieren?

(Vgl. Checkliste Nr. 18 auf S. 153.)

3 Kommunikationswege

Man kann nicht nicht kommunizieren!
Paul Watzlawick

3.1 Einleitung

Jedes Verhalten hat kommunikativen Charakter. Es ist nicht möglich, sich nicht zu verhalten, deshalb ist es auch unmöglich, nicht zu kommunizieren. Wir sprechen nonverbal und äußern uns mit Gestik und Mimik. Bis zu 90 % unserer Kommunikation geschieht durch Körpersprache. Glücklicherweise ist es nicht allzu schwer zu lernen, wie Gestik und Mimik zu deuten sind. Die nonverbale Kommunikation ist sehr viel ehrlicher, denn der Körper lügt nicht. Diese nichtsprachliche Form beinhaltet: Körperhaltung, Gestik, Mimik, Augenkontakt, Berührung, Abwehrhaltung, Bewegung u. v. a. m. und ist Ausdruck der Gefühle. Auch unsere verbale Kommunikation ist nicht eintönig, sondern geschieht fortlaufend durch Betonung, Sprachmelodie, Lautstärke etc. in unterschiedlichen Formen.

Die Kunst der Begleitung besteht darin, sich diesen Veränderungen immer wieder entsprechend anzupassen. Erstaunlich ist, wie Menschen im ersten Stadium der Demenz häufig ihre Defizite vertuschen und wie einfallsreich und schlagfertig sie auf Fragen reagieren, die sie im Augenblick nicht präzise beantworten können. So folgt z. B. auf die Frage, wo der Papst wohnt, umgehend die Antwort: »Der reist doch so viel, das kann ich nicht sagen.« Dieses »schummelnde« Verhalten ist nicht freiwillig, sondern aus der Not geboren. Schleichend verblasst die verbale Konversation. Nonverbale Verständigung in Form von Berührungen tritt verstärkt in den Vordergrund.

3.2 Ziele

- Grundkenntnisse der Kommunikation kennenlernen
- Verständigungsmöglichkeiten entdecken

- Nonverbale Kommunikation einüben
- Gestik und Mimik ausprobieren
- Gespräche reflektieren

3.3 Input

In einfacher Form wird bildlich die zwischenmenschliche Kommunikation dargestellt: Wir unterscheiden: Sender und Empfänger, Inhalt und Beziehung, Worte (digital) und Körpersprache (analog). Mit allem, was gesagt wird, wird auch deutlich, wie die Beziehung zum Empfänger ist.

Der Sender teilt etwas mit. Er verschlüsselt sein Anliegen in erkennbaren Zeichen. Wir nennen das, was er sendet, ganz allgemein Nachricht. Dem Empfänger obliegt es, dieses wahrnehmbare Gebilde zu entschlüsseln. In der Regel stimmen gesendete und empfangene Nachricht leidlich überein, so dass eine Verständigung stattfindet. Dennoch treten häufig Probleme auf, denn Kommunikation ist zugleich eine der komplexesten und wichtigsten Fähigkeiten des Menschen und besteht eben nicht allein in der Weitergabe sachbezogener Informationen.

Die vier Seiten einer Nachricht nach Friedemann Schulz von Thun werden hier kurz erwähnt, um sie zu vergegenwärtigen oder neu zu entdecken. Schulz von Thuns Theorie spricht von Sender – Empfänger und den vier Ohren:

- Sachinhalt
- Selbstoffenbarung
- Beziehung
- Appell

Je nach Einstellung und Befindlichkeit hört der Empfänger auf entsprechendem Ohr.

Das Konzept des »aktiven Zuhörens«, entwickelt von dem amerikanischen Psychotherapeuten Carl Rogers, ist ebenfalls zu erwähnen. Damit verbindet sich eine fundamentale Haltung, die einzunehmen ist. Der Prozess des Hörens und Verstehens gliedert sich danach in vier Stufen:

- Wahrnehmen/Erkennen
- Zuordnen
- Abwägen/Beurteilen
- Antworten

Die Haltung des »aktiven Zuhörens« beinhaltet, den inneren Zustand des Empfängers, seine Bedürfnisse, Gefühle, Empfindungen und Gedanken indirekt über sprachliche und nichtsprachliche Äußerungen, also Körpersprache, zu erfahren. Will der Sender an der Erlebniswelt des Empfängers teilhaben, so muss er dessen Botschaften entschlüsseln. Der Sender sollte keine eigenen Botschaften wie Bewertungen, Urteile, Ratschläge, Ermahnungen oder Forderungen senden.

Menschen mit Demenz sind oft ängstlich, verunsichert, schutzbedürftig und handeln ohne böse Absicht. Der Zugang zu ihnen wirkt über Kontakte in Augenhöhe. Die Person ist mit Namen anzusprechen und wenn es möglich ist, in die Hocke gehen. Eine wertschätzende, präsente und achtsame Zuwendung ist angesagt.

Fragen zur Prüfung der eigenen Kommunikation:

- Stelle ich einengende Fragen, die nur mit »ja« oder »nein« zu beantworten sind?
- Spreche ich zu laut oder zu leise?
- Beachte ich Beschwerden, z. B. Schwerhörigkeit?
- Lese ich von den Lippen ab?
- Setze ich eine normale, ruhige Stimme ein?
- Bilde ich deutliche, kurze und verständliche Sätze?
- Führe ich Monologe?
- Rede ich ständig?
- Diskutiere ich?
- Versuche ich behutsame Wortfindung zu suchen?
- Warte ich geduldig auf Reaktionen?
- Nehme ich den Gesprächspartner ernst?
- Strahle ich Ruhe aus?
- Verbreite ich Hektik?
- Nehme ich mir Zeit?
- Habe ich die Geduld, den andern aussprechen zu lassen?
- Bin ich einfühlsam, konzentriert und präsent?
- Stehen andere Gedanken im Vordergrund?
- Spiegle ich die Gefühle und gebe ich Bestätigung?
- Setze ich Gestik und Mimik ein?
- Beachte ich Pausen?
- Habe ich Mut zur Wiederholung?
- Kann ich mich bei Unachtsamkeit entschuldigen?
- Gebe ich genügend Lob und Anerkennung?

Die nonverbale Kommunikation ist vermutlich die älteste Form zwischenmenschlicher Verständigung. Die Gefühle, der mimische und gestische Ausdruck, geben die Stimmung zwischen Bedürfnis und Befriedigung wieder. Auch Kinder verständigen sich nonverbal. Das *Lächeln* finden wir in allen Kulturen und schon bei Neugeborenen. Die Bedeutung der nicht sprachlichen Verständigung wird oft unterschätzt. Der Körper ist niemals stumm und teilt zustimmende oder ablehnende Signale aus, die zu beachten sind.

Warum Kommunikation wichtig ist
Oder: Die Geschichte vom Bären und Hasen.
In einem Wald geht das Gerücht um, der Bär habe eine Todesliste. Alle fragen sich, wer wohl auf dieser stehen mag. Schließlich nimmt der Hirsch allen Mut zusammen und fragt den Bären: »Sag einmal, stehe ich auch auf deiner Liste?« »Ja«, sagt der Bär, »auch dein Name steht auf meiner Liste.«
Voller Angst läuft der Hirsch davon. Zwei Tage später wird er tot aufgefunden. Entsetzen macht sich überall breit. Der Keiler hält die Ungewissheit, wer als nächster dran sein wird, nicht mehr aus und fragt den Bären, ob er auch auf der Liste stehe. »Ja«, sagt der Bär, »auch du stehst auf meiner Liste.«
Der Keiler sucht schleunigst das Weite. Zwei Tage später wird er tot aufgefunden. Nun bricht Panik unter den Waldbewohnern aus. Allein der Hase wagt es noch, den Bären aufzusuchen. »Bär, steh ich auch auf der Liste?« »Ja, auch du stehst auf der Liste.« »Kannst du mich da streichen?« »Ja klar, kein Problem!«, antwortet der Bär.
Quelle unbekannt

3.4 Praxisimpulse

Folgende drei Übungen unterstützen, sich in Kommunikationswege einzufühlen.

Kommunikation mit Stäbchen

Partnerübung (Dauer ca. drei Minuten)
Augen schließen. Jeder hat ein ca. 30 cm langes Stäbchen in der Hand. Schweigend wird mit diesem Stäbchen Kontakt aufgenommen. Eine wechselseitige Kommunikation über die Bewegung der Stäbchen findet statt. Partnerwechsel, austauschen.

Öffnen der Faust

Partnerübung (Dauer nach Bedarf)
Ein Teilnehmer macht eine Faust. Das Gegenüber versucht ohne Kommunikation und ohne Gewalt, die Faust zu öffnen.

Phantasiesprache

Paar- oder Gruppenübung (je nach Anwesenden)
Ein Teilnehmer spricht denjenigen, der neben ihm sitzt, mit einer Phantasiesprache an. Dieser antwortet ohne verständliche Worte. Es geht weiter im Kreis. Die Zuhörer versuchen, die Inhalte zu erraten.

Gefühle oder Tätigkeiten pantomimisch darstellen und erraten oder »Stille Post« sind Kommunikationsübungen, die vertiefen und aufschlussreich sind.

3.5   Bewegung ist Leben

Das dritte »Shibashi«-Bild: »Einen Regenbogen malen« fördert den Einklang zwischen Himmel und Erde und bewirkt heilende Harmonie.

Vorgehen: Stand überprüfen, Kniegelenke sind locker. Die nach oben ausgestreckten Arme abwechselnd nach links oder rechts führen. Oberkörper bleibt aufrecht. Den einen Arm nicht weiter als oberhalb der Stirn, den anderen Arm nicht zu tief nur bis zur Höhe des Sonnengeflechtes führen. Wiederholung 8–10 Mal.

3.6   Bedenkenswertes

- Verändere ich mich, verändert sich die Situation.
- Worte können mehr schmerzen als Schläge.
- Wer sich Zeit nimmt, gewinnt Zeit.
- Herzenssprache einüben und mit dem Herzen verstehen.
- Lachen kennt keine Sprachbarrieren.
- Wer immer auf sein Recht pocht, bekommt wunde Finger.
- Störungen haben Vorrang.
- Freundliche, innere Dialoge einüben.
- Sprachrohr für Sprachlose werden.
- Worte sagen viel, doch Gestik und Mimik mehr als Worte.
- Metakommunikation ist: »Das Reden über das Reden.«

Jedes menschliche Verhalten hat Mitteilungscharakter, auch dann, wenn sich ein Mensch von anderen zurückzieht und sich still in eine Ecke setzt.
Paul Walzlawick

Ein Gramm Beispiel gilt mehr als ein Zentner guter Worte.
Franz von Sales

3.7   Erlebtes aus der Praxis

Eine Bewohnerin im mittleren Alter kommt auf mich zu und spricht mich begeistert mit unverständlichen Lauten an. Ihre lebendigen Augen faszinieren mich. Ich bleibe stehen, höre ihrem Gebrabbel bzw. Murmeln aufmerksam zu und reagiere mit Gestik und Mimik. Nach einer Weile spreche ich sie an. »Sie erzählen mir, liebe Frau Meier, etwas ganz Besonders. Sie sind ganz begeistert. Ich verstehe kein Wort, das ist auch nicht wichtig. Wir verstehen uns mit den Augen und mit dem Herzen.« Die Augen von Frau Meier fangen noch mehr an zu leuchten und zu strahlen. Sie umarmt mich. Wir geben uns gegenseitig Halt. Ich begleite sie in den Wohnraum zu den anderen Bewohnern.

3.8 Persönliche Stellungnahme

Die Begegnungen mit Menschen, deren verbale Kommunikation erloschen ist und mit denen eine Kontaktaufnahme nur über Augen, Berührung oder Übernahme des Atemrhythmus möglich ist, sind für mich besondere Augenblicke, denn Grenzen fallen und es kommt zu einem Energieaustausch. Das gegenseitige Spüren bereichert. Ich erlebe, dass diese Menschen in ihrem Da-Sein Kompetenzen haben, die mich zum dankbaren Staunen bringen.

3.9 Selbstreflexion

Welche Kommunikationstheorien kennen Sie?
Wann entstehen Störungen in der Kommunikation?
Was hat Sie in dieser Einheit angesprochen?
Welche Fragen sind noch unbeantwortet?
Welche Übungen sind auszuprobieren?

(Vgl. Checkliste Nr. 13 auf S. 147.)

4 Berührungsformen

Nichts macht uns mehr Mut,
nichts gibt uns mehr Nähe und
nichts hat einen stärkeren Zauber
als eine sanfte Berührung.
Jochen Marriss

4.1 Einleitung

Die Haut ist unser größtes Sinnesorgan. Virginia Satir, eine der Begründerinnen der Familientherapie, hat die Wichtigkeit von Berührungen in folgende Worte gefasst:

- Vier herzliche Berührungen pro Tag sind das Existenzminimum,
- acht braucht der Mensch zu seinem Wohlbefinden,
- zwölf zur Entfaltung seiner Persönlichkeit.

Diese Aussage macht nachdenklich. Die Sehnsucht, berührt zu werden, steht immer wieder im Raum. Der Körper lügt und vergisst nichts. Er speichert gute und schlechte Erfahrungen. Berührungen gehen in tiefere Schichten. Sie treffen neben Gewebe, Muskeln und Knochen auch Herz und Seele. Die Hinweise von Virginia Satir im Alltag zu verwirklichen, ist – besonders im Alter, – praktisch kaum möglich. Deshalb ist es wichtig, den Zugang zu sich selbst zu suchen und zu finden. Ich kann mich selber in den Arm nehmen, mir Halt geben, mich selbst zart berühren. Dieser »Ersatz« bewirkt, dass Berührung eines Gegenübers, umso intensiver spürbar wird.

4.2 Ziele

- Berührungsformen entdecken
- Berührung zum eigenen Körper fördern

- Feinstofflichkeit wahrnehmen, Halt erleben
- Berührungen genießen lernen
- Halt geben und ermutigen

4.3 Input

Berührung spielt eine zentrale Rolle im Leben eines jeden Menschen, egal, wie jung oder alt er ist. Was heißt es, sich berühren zu lassen oder berührt zu werden? Spüre ich die Berührung nur äußerlich oder fühle ich mich auch innerlich berührt? Wo und auf welche Weise werde ich vielleicht gerne berührt und an welchen Stellen ist es mir möglicherweise unangenehm? Kann ich es genießen, mich auf die Berührung meines Herzens, meiner Seele einzulassen, mich der Berührung hinzugeben?

Berühren ist eine Kunst. Der erste Schritt besteht darin, den Zugang zum eigenen Körper zu finden. Erst dann kann ich den Körper meines Gegenübers achtsam wahrnehmen. Dazu ist es wichtig, die Selbstakzeptanz einzuüben: »Ich bin, wie ich bin«, »Schön, dass es mich gibt«, »Ich bin okay«.

Für Menschen mit Demenz ist Berührung so wichtig wie tägliches Brot. Ihr Selbstwertgefühl wird gestärkt und ihre Identität stabilisiert. Ein Überstülpen von Nähe mit unachtsamen Grenzüberschreitungen ist untersagt, deshalb immer Mimik und Gestik beachten.

Berührung bringt uns in Kontakt mit unserer äußeren und unserer inneren Welt, unseren Gedanken, Gefühlen und Erinnerungen. Wir können nicht berühren, ohne selbst berührt zu werden. Liebevolle Berührungen beinhalten immer auch sinnliche Erfahrungen. Jeder Mensch braucht Berührung, denn es ist ein Grundbedürfnis. Berührung ist ebenso wichtig wie Atmen, Nahrung und Flüssigkeit. Ohne Berührung sterben wir zwar nicht unmittelbar, aber wir verkümmern, zuerst emotional, später körperlich. Bei Säuglingen und kleinen Kindern ist offensichtlich, wie wohltuend liebevolle Berührung inneres und äußeres Wachstum fördert. Wir leben heutzutage in einer Gesellschaft, die als berührungsfeindlich gilt. Als Erwachsene haben wir gelernt, unsere ursprünglichen Bedürfnisse nach Berührung zu verdrängen, um uns mit den Ersatzbefriedigungen unserer Konsumgesellschaft zu begnügen. Körperliche Berührungen tauschen wir meistens nur innerhalb einer Partnerschaft aus. Dort wird diese oft nur im Zusammenhang mit Sexualität erfahren oder wir kennen sie nur in einer hochgradig ritualisierten Form, z. B. als förmlichen Händedruck bei der Begrüßung. Eine Berührung der Haut ist immer auch eine sinnliche Erfahrung. Wenn uns jemand »zu nahe« kommt, empfinden wir den körperlichen Kontakt als unangenehm. Bei Menschen mit Demenz und bei Schwerstkranken sind die Grenzen fließend. Es gibt ein großes Bedürfnis nach Zuwendung und Geborgenheit, aber die Grenzen sind bei sogenannten »Normalen«, bei Menschen ohne Demenz, häufig durch Reglementierungen fixiert.

Berührungen wirken entspannend, anregend, sensibilisieren die Sinne, schaffen Gefühle von Wohlbefinden, Vertrauen, Lebensfreude und fördern Selbstheilungskräfte.

Berühre ich jemanden, bin ich selber berührt. Äußere Berührungen berühren innerlich. Menschen mit Demenz erleben sich durch Berührungen als Person, dennoch sind die Grenzen des anderen zu respektieren.

Ein Händedruck, eine leise Berührung ergeben eine Atmosphäre der Zuwendung und Zuneigung, die tiefer geht als Worte. Lassen Sie sich vom Herzen führen, um Geborgenheit zu schenken.

Erfahrungen mit achtsamer Begegnung und Berührung sind für viele Menschen ein wohltuendes Erlebnis.

Lassen Sie sich berühren!

Nähe und *Distanz* sind in der Kommunikation grundlegende Begriffe und auch bei Menschen mit Demenz zu beachten.

Es wird unterschieden:

- *Intimer Raum*, näher als 50 cm, wichtig für Selbstbestimmung, sonst Gefühl der Schutzlosigkeit, Pflegekräfte müssen diese Grenze häufig überschreiten.
- *Persönlicher Raum*, privater Raum, Armeslänge, ca. 1 m Umkreis. Eine Annäherung sollte das Einverständnis der betreffenden Person voraussetzen.
- *Sozialer Raum*, ein wechselseitiges Beeinflussen der Handlungen ist möglich, aber die Kontakte sind formell, durch Konventionen geprägt.
- *Öffentlicher Raum.*

Der Mensch stirbt vom Brot allein!
Dorothee Sölle

Berührung
Wir brauchen die Berührung,
aber nicht nur die Berührung der Haut,
die bei der Haut stehen bleibt,
sondern eben die Berührung,
die über die Haut hinaus
zur Seele und zum Geist reicht,
weil sie auch in der Seele und im Geist
des Berührenden begonnen hat.
Ulrich Schaffer

4.4   Praxisimpulse

Eindeutige und zugewandte Berührungen sind mit Worten zu begleiten. Rituale sind hilfreich, wie z. B. vor dem Ansprechen eine Hand auf die Schulter legen. Das flüchtige Grüßen oder das beim Essen sich plötzlich den Mund Abwischen kann Menschen mit Demenz sehr verunsichern.

Die gegenseitige Massage der Hände ist eine gute Form, sich selber und andere durch Berührung zu erleben. Sie ist eine auf körperlicher und geistiger Ebene entspannende, sinnlich anregende und sensibilisierende Form und erfüllt das Bedürfnis nach Nähe und Austausch. Wohlbefinden und Lebensqualität werden gesteigert.

Blumen-, Kräutersträußchen oder Duftlampen sowie Entspannungsmusik unterstützen die sinnlich gestaltete Atmosphäre der Entspannung und genussvolles Wellness. Massageöl kann mit Bewohnern selbst hergestellt werden.

Handmassagen mit naturreinem Öl verhindern allergische Reaktionen.

- *Zitrone (citrus medica)*
  Zitronenöl lockt Heiterkeit, Frische und Leichtigkeit in den Alltag. Zudem stärkt es die Konzentrationsfähigkeit und das Gedächtnis.
- *Lavendel (lavandula officinalis)*
  Lavendelöl lindert nervöse Anspannung, vermittelt Ruhe und Gelassenheit. Es ist ausgesprochen hautfreundlich und entfaltet hohe Pflegewirkung.
- *Rosmarin (rosmarinus officinalis)*
  Rosmarinöl wirkt auf mentaler Ebene anregend und konzentrationsstärkend. Es trägt auch zur Lockerung verspannter und überbeanspruchter Muskeln bei.
- *Geranie (pelargonium graveolens)*
  Ihr Duft ist rosig-frisch, lindert nervöse Spannungen und hellt Stimmungen auf. Zudem ist dieses Öl hilfreich bei Gelenkschmerzen oder Durchblutungsstörungen

4.5 Bewegung ist Leben

Das vierte »Shibashi«-Bild: »Die Wolken teilen« fördert eine neue Sichtweise, aus dem Dunkeln ins Licht und macht den Verstand hell und klar.

Vorgehen: Stand überprüfen, Kniegelenke sind locker. Arme hängen nach unten, Handrücken liegt auf Handrücken. Arme werden nach oben und seitwärts nach unten geführt. Beim Hochsteigen der Arme mit den Ellbogen voran, die Hände über die Mittellinie des Körpers führen. Auf Schulterhöhe die Ellbogen sinken lassen, während die Hände weiter hochsteigen bis über den Scheitel. Die Fingerspitzen strecken sich zum Himmel hin, bevor sich die Handflächen nach außen drehen und nach unten sinken. Wiederholung 8–10 Mal.

4.6   Bedenkenswertes

- Der Körper lügt nicht.
- Wer nicht genießen kann, wird ungenießbar.
- Eine Berührung wirkt mehr als viele Worte.
- Äußere Berührungen berühren innerlich.
- Je näher einem ein Mensch steht, umso mehr Berührungspunkte ergeben sich.

Jedes Mal, wenn du ein Lebewesen berührst, musst du daran denken, dass du durch deine Hände mit ihm sprichst
Indianische Weisheit

Das größte Geschenk, das ich einem anderen Menschen machen kann, ist ihn zu sehen, ihm zuzuhören, ihn zu verstehen und zu berühren.
Virginia Satir

4.7   Erlebtes aus der Praxis

Eine bürgerschaftlich Engagierte macht Besuche in einer Einrichtung und begrüßt die Bewohnerin, die umgehend deren kalte Hände wahrnimmt. Rasch beginnt sie die Hände zu reiben, zu wärmen und spricht tröstende Worte. Gut, dass Sie hier sind, es ist ja so kalt. Ich habe so ein schönes warmes Zimmer. Bleiben Sie bei mir, gehen Sie nicht mehr fort. Hier ist es viel schöner. Sie bekommen sicher auch zu essen. Alle sind ja so lieb.

Liebevoll und einfühlsam können Menschen mit Demenz sein. Es ist ein Geben und Nehmen. Mir kommt das Sprichwort in den Sinn: So wie ich in den Wald hinein rufe, so tönt es zurück.

4.8   Persönliche Stellungnahme

Je länger ich mich mit dem Thema Berührungsformen beschäftige, desto bewusster wird mir, dass wir diese Form in unserer Gesellschaft vernachlässigen und diese weder wertschätzen noch fördern. Ich lerne bei Menschen mit Demenz ein anderes Miteinander, denn sie tragen keine Masken, sind spontan und können Gedanken lesen. Wenn die Beziehung gut ist, erspüren sie, in welcher Verfassung das Gegenüber ist und können mit Worten oder Berührungen ermutigen und trösten.

Aus meiner Sicht können diese Menschen Gedanken lesen und sich in andere ohne Worte einfühlen. Eine wertschätzende Haltung leben, bedeutet sich bei Unebenheiten zu entschuldigen oder sich zu bedanken für ein Lächeln oder wohltuende Reaktionen.

4.9   Selbstreflexion

Welche Arten von Berührungen sind vertraut?
Was ist bei Berührungen zu beachten?
Was hat Sie angesprochen?
Welche Fragen sind zu klären?
Welche Berührungsformen sind einzuüben?

(Vgl. Checkliste Nr. 4 auf S. 137.)

5   Kreativitätsangebote

Jeder, der denken kann,
ist auch fähig, Ideen zu haben.
Stephen Baker

Ich glaube nicht,
dass Kreativität die Gabe
einer guten Fee ist. Ich glaube,
sie ist eine Fertigkeit,
die wie Autofahren geübt
und gelernt werden kann.
Wir halten die Kreativität nur
für eine Gabe, weil wir uns nie
bemüht haben, sie als Fertigkeit zu üben.
Edward de Bono

5.1   Einleitung

Der Mensch, als Teil der Schöpfung, trägt die Kraft und die Vollmacht in sich, mit all seinem Sein, seinen Sinnen, seinem Wissen und Können am weitergehenden Schöpfungsprozess mitzuwirken. Aus diesem Bewusstsein heraus darf jeder Mensch seinen eigenen schöpferischen Kompetenzen, seiner eigenen Schaffenskraft vertrauen, d.h. kreativ sein und Neues schaffen, gestalten oder auch erdenken. Menschen mit Demenz verlieren den kognitiven Zugang zu diesem Bewusstsein. Sie verlieren aber nicht ihr emotionales Erinnerungsvermögen zu ihrem Schaffen. Deshalb benötigen sie Menschen, die ihr schöpferisches Potenzial erkennen, wahrnehmen, ihnen Angebote machen und sie im Leben ihrer schöpferischen Kompetenz unterstützend begleiten. Aus diesem Prozess werden beide beschenkt durch das Erleben gemeinsamer Emotionen und verbindender Lebensqualität.

Was ist nun Kreativität? Ist sie eine Begabung, eine Technik, eine Fähigkeit oder etwas, das nur ausgewählten Menschen eigen ist? Nicht wenige Menschen halten sich selbst für nicht kreativ. Sie berufen sich auf entsprechende Erfahrungen aus ihrer Biografie und verleugnen dadurch eigene Talente.

Diese Killererfahrungen verhindern den Zugang zu dem eigenen Potenzial. Mit Lust und Mut sind Wege zu suchen und zu gehen, um sich neu zu entdecken und mutig andere Wege zu gehen.

5.2   Ziele

- Kreativität entdecken durch Experimentieren
- Formen der Kreativität aufzeigen
- Neues ausprobieren
- Wertungen meiden
- Kindheitserinnerungen wecken

5.3   Input

Als Kinder waren wir alle kreativ. Welche phantastischen Spiele haben wir allein durch unsere Vorstellungskraft erfunden. Wie gerne und mit welcher Phantasie haben wir vorbeiziehende Wolken beobachtet. Wie gerne, eifrig und gedankenverloren kritzeln und zeichnen Kinder. Welche Fülle kreativer Einfälle entstand, wenn wir mit einfachem Material gebastelt haben. Jeder Mensch hat kreative Fähigkeiten. Während wir in unserem Berufs- und Alltagsleben vor allem die linke Gehirnhälfte trainieren, wo das logisches Denken und die verbale Sprache angelegt ist, lässt sich die intuitive Kreativität vereinfacht gesagt der rechten Gehirnhälfte zuordnen. In der Schule werden gestellte Aufgaben viel zu häufig nur korrekt, nicht kreativ gelöst. Kreativität wird viel zu wenig ausprobiert, deshalb glauben viele Menschen, nicht kreativ zu sein.

Das ist ein Teufelskreis: Weil wir uns nicht für kreativ halten, versuchen wir erst gar nicht, kreativ zu sein.

Die meisten Menschen verbinden Kreativität mit Künsten. Kreativität beschränkt sich aber nicht nur auf das Malen, Musizieren oder Schauspielern. Kreativität wird überall dort gebraucht, wo es darum geht, neue Wege, neue Lösungen oder neue Ideen zu finden. Wir brauchen Kreativität vor allem bei Menschen mit Demenz, denn sie können sehr kreativ sein und Selbstbestätigung und Freude aus künstlerischen Tätigkeiten schöpfen.

Viele Menschen haben »Kreativitätsfallen«, vergleichen sich mit anderen. Durch Überzeugungen und Glaubenssätze versperren sie den Zugang zu ihrer Kreativität. Sie glauben oft, zu alt zu sein für kreatives Handeln. Diese Ansicht lässt sich wissenschaftlich nicht belegen. Es gibt zahlreiche Beispiele von Menschen, die in hohem Alter beginnen, Bücher zu schreiben, Bilder zu malen oder Erfindungen zu machen.

Kreativität kennt keine Grenzen, bis ins hohe Alter kann grundsätzlich alles erlernt werden. Es ist wichtig, auf den Wagemut kreativer älterer Menschen zu setzen und diesen zu fördern. Für ein erfülltes oder erfolgreiches Alter gilt es, kreativ, lernwillig, wagemutig und neugierig zu bleiben.

Eine andere Falle ist das Gefühl, zu wenig Zeit zu haben. Genügend Zeit ist da. Wichtig ist, die entsprechenden Prioritäten durch gezieltes Zeitmanagement zu setzen.

Eine weitere, wichtige Voraussetzung für kreatives Handeln ist eine möglichst hohe Frustrationstoleranz. Gemeint ist die Fähigkeit, Zeiten auszuhalten, in denen man scheinbar nicht weiterkommt. Auch Durchhalten ist ein wesentliches Element. Kreatives Vorhaben wird nicht gewagt, weil die Befürchtung dominiert, es nicht zu schaffen. Auch das ist eine typische Kreativitätsfalle. Anfangen! Weitermachen, auch wenn die Ergebnisse nicht ganz oder direkt so ausfallen wie gewünscht.

Wer kreativ sein will, braucht einen angst- und druckfreien Raum. Es darf niemand hinter einem stehen, der bei jedem Pinselstrich missbilligend den Kopf schüttelt. Auch ungewöhnliche oder unsinnig wirkende Vorschläge müssen gemacht werden dürfen. Die große Herausforderung liegt darin, sich selbst diesen angstfreien Raum zu gewähren, denn oft sind wir selbst unsere schärfsten Kritiker.

Um Schöpferkraft entstehen zu lassen, sind gewohnte Denkbahnen zu verlassen. Durch unsere Gewohnheiten begrenzen wir uns selbst. Wir befinden uns dann immer auf den gleichen gedanklichen Trampelpfaden und können dort kaum zu neuen Einfällen kommen. Sich mit Dingen zu beschäftigen, die unbekannt sind und immer wieder Neues zu lernen, ist bereichernd. Lassen Sie sich auf Gedanken ein, die fremd und sinnlos erscheinen. Das Gegenteil von dem, was Sie sonst tun, ist besonders fruchtbar. Neben den bekannten persönlichen Ansichten gibt es immer auch andere, die vielleicht genau den kreativen Kick bringen können, der gesucht wird. Diese Ausführungen sind deshalb so weit gefasst, um ein ausgedehntes Spielfeld zu entdecken. Mutig können neue Wege gefunden werden, um Menschen mit Demenz erlebnisreich zu begleiten. Es lohnt sich, eigene Hemmungen über Bord zu werfen, Grenzen zu überwinden und ein individuelles, spielerisches Verhalten einzuüben. Phantasie und Kreativität sind besonders notwendig. Nicht vergessen: Was heute falsch ist, kann morgen richtig sein oder umgekehrt.

5.4   Praxisimpulse

Kreativität wird gefördert über die eigene begeisterte Haltung. Besonders attraktiv ist das Malen, das Spiel mit Farben, weil dabei ein sichtbares Produkt entsteht. Ein Farbauftrag mit Hilfe von Stempeln, Schwämmchen, Bürsten, Gabeln, Kämmen und Sieben führt zu lebensfrohen Farbkompositionen. Bei motorisch Eingeschränkten kann das Malen mit Murmeln die Gestaltung erleichtern. Dafür wird ein DIN A4-Blatt in einen Deckel mit Rand gelegt und mit einigen Farbklecksen bespritzt. Dann werden Murmeln hineingegeben und hin und her gerollt. Sie werden entfernt und gesäubert. Eine andere Farbe wird hinzugefügt. So entstehen ein- oder mehrfarbige Bilder, die für Karten und Dekorationen genutzt werden können.

Eine weitere nennenswerte Unterstützung für Menschen, die nicht mehr gut greifen können, ist ein faustgroßer, aufgeblasener Luftballon. Er wird in Farbe getaucht und auf das bereitgelegte Papier gedrückt. Dieses Vorgehen ermöglicht aparte Bilder.

Mandalas ausmalen stärkt die Feinmotorik. Das Tun ist wichtig, denn die Beweglichkeit der Finger wird gestärkt. Auch das Malen mit Fingerfarben macht großen Spaß. Die Hände können mit Gummihandschuhen geschützt werden.

5.5 Bewegung ist Leben

Das fünfte »Shibashi«-Bild: »Seide schwebt in der Luft« fördert das Vergangene loszulassen, Neues willkommen zu heißen.

Vorgehen: Stand überprüfen, Kniegelenke sind locker. Füße stehen parallel am Boden. Handgelenke sind locker. Der eine Arm bewegt sich nach vorne und bleibt ausgestreckt, die Handfläche zeigt nach oben. Der andere Arm gleitet mit senkrecht stehenden Fingern über den ausgestreckten Arm. Am Ende wird gewechselt. Wiederholung 8–10 Mal.

5.6 Bedenkenswertes

- Aller Anfang ist schwer.
- Statt ein »entweder oder« besser ein »sowohl als auch«.
- Jeder Beitrag ist wichtig und wertvoll.
- Es ist noch kein Meister vom Himmel gefallen.
- Kreativität ist keine Frage des Alters.
- Wir können kreativ sein bis ins Grab.
- Das Feuer, das du in anderen entfachen willst, muss in dir selber brennen.
- Jeder Mensch ist kreativ!

Menschen mit Demenz können sehr kreativ sein und Selbstbestätigung und Freude aus künstlerischen Tätigkeiten schöpfen.

Das Geheimnis des Erfolges ist es, den Standpunkt des andern zu verstehen.
Henry Ford

Damit das Mögliche entsteht, muss immer wieder das Unmögliche versucht werden.
Hermann Hesse

Unser Kopf ist rund, damit das Denken die Richtung wechseln kann.
Francis Picabia

Jeder Mensch ist ein Künstler.
Joseph Beuys

Phantasie ist wichtiger denn Wissen, denn Wissen ist begrenzt!
Albert Einstein

5.7 Erlebtes aus der Praxis

In einer Fabel wird erzählt, dass bei einer Konferenz der Tiere die Frage aufkam, was denn typisch menschlich sei. Um diese schwere Frage zu beantworten, verteilten sich die Tiere in alle Himmelsrichtungen, um die Menschen zu beobachten. Schließlich kehrten sie mit ihren Eindrücken zurück: Die Menschen arbeiten fast immer, sie haben nie Zeit, war der Eindruck vieler. Andere sahen als Wesenszug vor allem ihre Streitereien und ihre Unzufriedenheit. Dann kam die Nachtigall von ihrer Reise zurück. »Stellt euch vor«, berichtete sie überglücklich, »die Menschen singen.« Und einstimmig beschlossen die Tiere, dies zum schönsten Kennzeichen der Menschen zu erklären.
Quelle unbekannt

5.8 Persönliche Stellungnahme

Das Thema »Kreativität« motiviert mich, Ungewohntes auszuprobieren und einzuüben. Es steigert die Lust am Handeln. Eine Veränderung beim weißen leeren Papier braucht Mut und Willensstärke. Oft sind Grenzen zu überwinden und Hemmungen abzubauen, um etwas Neues zu wagen und sich dabei selbst neu zu entdecken. Bei diesem ständigen Neuanfang hat das Dranbleiben Bedeutung.

Das habe ich persönlich beim Schreiben meiner Texte erlebt. Alleine hätte ich nie angefangen. Beim Weitergehen brauchte ich immer wieder Menschen, die mich motivieren, ermutigen und kritisch begleiten. Ohne diese Unterstützung wäre das Geschriebene nicht entstanden.

5.9 Selbstreflexion

Was hat Sie in dieser Einheit unangenehm berührt oder positiv angeregt?
Welches sind wichtige Stationen Ihrer Kreativitätsbiografie?
Welche »Killer«- und »Mut-Erfahrungen« sind vorhanden?
Welche Fragen sind noch offen?
Welche Kreativitätsformen möchten Sie ausprobieren?

(Vgl. Checkliste Nr. 1 auf S. 134.)

6 Musik – Bewegung – Lachen

Musik ist die universelle Sprache der Menschheit.
Wolfgang Amadeus Mozart

6.1 Einleitung

Musik – Bewegung – Lachen ist wie ein sich ergänzendes Trio, denn Schwingungen stehen im Vordergrund. Musik ist der Königsweg zu den Menschen mit Demenz. Vertraute Lieder werden von diesen Menschen ohne Schwierigkeiten auswendig gesungen, auch wenn die verbale Kommunikation eingeschränkt ist oder mehr und mehr versiegt. Gemeinsames Singen, Lachen, Bewegen verbindet Menschen miteinander.

Rhythmische Bewegungsmöglichkeiten, Klatschen, Schnipsen, Klopfen und Stampfen belebt, entspannt und unterstützt die Beweglichkeit. Tanzen im Sitzen, auch im Rollstuhl, ist kontaktfördernd, integrativ und begünstigt ein fröhliches Miteinander. Lachen hat einen besonderen Stellenwert für Menschen mit Demenz und deren Umgebung.

Es gibt die Aussage: »Wer nichts mehr zu lachen hat, soll umso herzlicher lachen.« Mit einer solchen Haltung entsteht aus einem halbleeren ein halbvolles Glas. Lachen entspannt, befreit und gibt Kraft in schwierigen, kaum auszuhaltenden Situationen und verhilft zu einer befreienden Distanz.

Bei aufkommendem Wutgefühl ist es sinnvoll, mit kurzen Erklärungen den Raum zu verlassen, an einen geschützten Ort zu gehen, um dort der Wut einen Ausdruck zu geben. Nicht vergessen: Wut tut gut und gibt frischen Mut! Die einzuübende Kunst ist, schwierige Situationen in ein herzliches Lachen umzuwandeln. Es darf aber nie lächerlich gemeint sein, oder zum Auslachen führen.

6.2 Ziele

- Vielfältigkeit des musikalischen Ausdrucks entdecken
- Hemmungen überwinden

52

- Bewegungs- und Atemübung trainieren
- Lachreaktionen kennenlernen
- Rhythmik wahrnehmen

6.3   Input

Das Singen ist dem Spiel gleichzusetzen. Der Körper ist unser wertvollstes Instrument. Wir können singen, summen, lachen, pfeifen, klatschen, klopfen, trommeln, applaudieren, schnipsen, lallen, stöhnen u. v. a. m.

Singen ist ein ganzheitliches Geschehen. Beim Singen benutzen wir nicht nur unsere Stimme. Der ganze Körper wird in Schwingungen versetzt. Körper, Seele und Geist werden dadurch belebt. Singen ist eine natürliche, schöpferische Lebensäußerung, die das Selbstwertgefühl stärkt. Wenn die Sprache versiegt und ihre Funktion als Träger der Kommunikation nicht mehr gegeben ist, wird die Musik zum »Königsweg« zu den Menschen mit Demenz. Das musikalische Erleben findet auf der nichtsprachlichen Ebene statt. Worte sind nicht nötig. Die Musik wirkt atmosphärisch und berührt Emotionen. Gerade deshalb hilft Musik im Umgang mit dementen Menschen. Ihre Denk- und Sprachfähigkeit ist gestört, ihre emotionalen Fähigkeiten verstärken sich. Ihre Stimmung ist von der augenblicklichen Situation und der sie umgebenden Atmosphäre abhängig, wie dies bei allen Menschen der Fall ist.

Individuell abgestimmte Musik hat eine positive Wirkung und ermöglicht Lebensqualität.

Musik erweitert die Kontaktmöglichkeiten und ist Teilnahme am Leben. Das ist ein zentraler Bestandteil des Menschseins. Die Erfahrung, sich auszudrücken und wahrgenommen zu werden, stärkt die beschädigte Identität und das angegriffene Selbstwertgefühl. Musik kann nicht heilen, dennoch wirkt sie heilsam und somit lebensfördernd. Ein bekanntes Sprichwort lautet: »Musik ist Balsam für die Seele.« Ertönt eine Lieblingsmusik, werden wohltuende Gefühle geweckt. Diese Schwingungen der Klang- und Rhythmuswelt sind tragend und geben der Bewegung und dem Tanz Raum.

Das Anhören von altbekannten Schlagern weckt Erinnerungen. Gespräche bieten sich an. Das gemeinsame Tanzen belebt, erfreut und gibt Mut zum Leben, da Betroffene eigene Erfahrungen mitbringen.

In solchen Momenten sind Menschen ganz bei sich. Innere Ruhe kehrt ein in diesen wertvollen Zeitabschnitten. Menschen mit Demenz fühlen sich kompetent, denn sie legen ihre Hilflosigkeit ab. Das Selbstwertgefühl wird gestärkt und häufig ergibt sich die Möglichkeit, ein »ganz normales« Gespräch zu führen. Die erlebte Zufriedenheit wirkt sich positiv in anderen Alltagsbereichen aus.

Im fortgeschrittenen Stadium bedarf der Mensch mit Demenz anderer Verständigungsformen. Da der Herzrhythmus schon vor der Geburt erlebt wird, bleiben rhythmische Fähigkeiten am längsten erhalten. In China werden Kinder durch regelmäßiges, flaches Klopfen auf Weichteile im Herzrhythmus in den Schlaf begleitet. Das Bedürfnis nach Geborgenheit und Sicherheit wird gestillt. Das Alleinsein wird gemildert. Der Einsatz von Musik ist bis in die Sterbephase bedeutsam.

Entwickelt vom indischen Arzt Dr. Madan Kataria ist Lachyoga eine Form, die das Leben gesundheitsförderlicher zu gestalten hilft. Es ist ein Lachen ohne Grund, ein ins Lachen fallen. Bei der Begleitung von Menschen mit Demenz ist tierisch ernstes Verhalten keine Unterstützung. Mit Leichtigkeit, Humor, Albern und Necken gewinnt der Begleitende viel schneller Zugang. Täglich lachen Kinder 400 Mal, Erwachsene nur 15 Mal. Herzhaftes Lachen löst innere Spannungen, stärkt das Nervensystem, die Durchblutung, fördert die Sauerstoffzufuhr und ist die beste Medizin.

Lachen schafft Verbindung und Solidarität, deshalb ist es so wichtig, dass die Humorfähigkeit entwickelt, ausgestaltet und gelebt wird.

Wann haben Sie das letzte Mal gelacht?

Was ein Lächeln wert ist
Ein Lächeln kostet nichts, aber bewirkt viel!
Es bereichert jene, die es bekommen,
ohne denjenigen zu schaden, die es geben!
Die Erinnerung an ein Lächeln hat einen Langzeiteffekt.
Niemand ist so reich, dass er es nicht gebrauchen könnte
und niemand ist so arm, dass es ihn nicht bereichern würde.
Es lässt sich nicht kaufen, nicht leihen,
nicht stehlen, nicht erzwingen,
denn es hat erst Wert von dem Moment an,
wo es gegeben wird!
Wenn du einen Menschen triffst, der dir das Lächeln,
das auch dir gut tun würde, nicht gibt,
dann sei großzügig:
Gib diesem Menschen deines!
Denn niemand braucht das Lächeln dringender,
als derjenige, der dem anderen keines geben kann!
Autor unbekannt

6.4 Praxisimpulse

Durch die Atmung werden alle Zellen des Körpers mit lebensnotwendigem Sauerstoff versorgt. Gleichzeitig wird Kohlendioxid aus dem Körper ausgeschieden. Das Atemzentrum, das im verlängerten Rückenmark sitzt, steuert die Atemtätigkeit und damit die Ein- und Ausatmung. Die richtige Atmung für das Singen ist die tiefe Bauchatmung, die sogenannte Zwerchfellatmung. Herzhaftes Gähnen, tiefes Seufzen, unbekümmertes Lachen oder das Riechen an einer Blume verhelfen zum gründlichen Durchatmen und zur Entspannung.

6.5   Bewegung ist Leben

Das sechste »Shibashi«-Bild: »Ein Boot rudern« fördert das Leerwerden, d. h. das Alte gehen lassen, um Neues aufzunehmen.

Vorgehen: Stand überprüfen, Kniegelenke sind locker. Füße stehen parallel am Boden. Arme nach vorne beugen, Ellbogen nach hinten ziehen und Ruderbewegung vornehmen. Schulterblätter werden dadurch gelockert. Wiederholung 8–10 Mal.

6.6   Bedenkenswertes

- Musik ist Balsam für die Seele.
- Singen und gleichzeitiges Nachdenken sind nicht möglich.
- Der eigene Körper ist das schönste Instrument.
- Singen befreit.
- Wo man singt, da lass dich fröhlich nieder, böse Menschen kennen keine Lieder.
- Lachen ist die beste Medizin.
- Wer nichts mehr zu lachen hat, soll umso herzlicher lachen.
- Wer den Tag mit Lachen beginnt, hat ihn bereits gewonnen.
- Lachen ist die Sprache des Herzens.
- Das Lächeln, das du aussendest, kehrt zu dir zurück.
- Lachen befreit und steckt an.
- Macht lacht nicht.
- Humor ist die Kunst, sich ohne Spiegel ins Gesicht zu lachen.
- Humor ist die Schwimmweste des Lebens.
- Lachen macht stark und selbstbewusst.
- Lachen kennt keine Sprachbarrieren.
- Lachen befreit und steckt an.
- Nimm das Leben mit Humor, vieles kommt dir leichter vor.

Mit dem Lächeln ist wie mit der Liebe: Es ist mehr, wenn wir es verschenken! Wir können es nicht kaufen, somit ist es unbezahlbar.

Wer lacht, beabsichtigt nichts Böses.
Bosnisches Sprichwort

Suche nicht nach Schönheit; sie ist trügerisch
Suche nicht nach Reichtum; er ist vergänglich
Suche jemanden, der dich zum Lächeln bringt,
denn es braucht nur ein Lächeln,
um einen scheinbar dunklen Tag zu erhellen.
Verfasser unbekannt

Lachen und Weinen
Lachen und Weinen
Halten den Menschen am Leben
Und halten ihn nicht nur am Leben
Sondern bewegen ihn auch
Nicht aufzugeben
Nicht bitter zu werden
Erfinderisch zu sein
Andere verstehen zu lernen
Einen Platz anzubieten
Vielleicht auch eine Suppe und Brot
Wärme zu verschenken
Es könne Christus selbst sein
Der um Aufnahme bittet
Und wer dies
Sich wirklich vorstellen kann
Hat alle Gewalt besiegt
Erlebt den Triumph des Glaubens
Und heilt den Frieden
Auf dass Gottes Erde
Heimat wird
Für alle Welt.
Hanns Dieter Hüsch

6.7 Erlebtes aus der Praxis

Eine Freundin schreibt: »In meiner Eigenschaft als Kirchenmusikerin habe ich auch immer wieder Gottesdienste in Altenheimen musikalisch begleitet. Es ist für mich jedes Mal ein besonderes Erlebnis zu sehen, dass bei Menschen, die den ganzen Gottesdienst über teilnahmslos und in sich zusammengesunken in ihren Rollstühlen sitzen, eine deutliche Veränderung eintritt, sobald bekannte Lieder wie ›Großer Gott, wir loben dich‹ erklingen.«

Etwa durch leichtes Anheben des Kopfes ändert sich bei dem einen oder anderen die Körperhaltung. Immer wieder singen die sonst Sprachlosen mit.

Die Musik erreicht die Menschen und lässt auswendig Gelerntes aus früheren Zeiten wieder lebendig werden.

6.8 Persönliche Stellungnahme

Krummes, Ungewohntes und Nichtperfektes hat im Zusammenleben mit Menschen mit Demenz einen besonderen Stellenwert. Die Folgen einer solchen Haltung sind: Ich bin nicht mehr gesellschaftskonform, Schamgrenzen sind überwunden, die Angst vor der Blamage ist vorbei, das Verlassen der Norm, die »Ent-Ordnung« übe ich immer wieder ein. Schon das Heben der Arme bedeutet ein Sich-Öffnen, gleichzeitig aber auch ein Sich-Preisgeben. Angriffsflächen und Beurteilungen vermehren sich. Die Gefahr der Verletzlichkeit nimmt zu. Gegen den Strom schwimmen, Raum beanspruchen und einen eigenen Standpunkt einnehmen erfordert Mut.

Das Singen mit dementen Menschen in Gruppen oder auch mit Einzelnen belebt, erfreut und tut mir einfach gut. Wiederkehrende Lieder geben Sicherheit. Bei der Auswahl achte ich auf das Inhaltliche, damit Menschen mit Demenz emotionale und spirituelle Nahrung erhalten. Das gemeinsame sich Bewegen verstärkt das Miteinander und fördert Gemeinschaft und Integration. Gemeinsames Lachen entspannt, hat gesundheitsfördernde Aspekte, ist kostenlos und die beste Medizin.

6.9   Selbstreflexion

Welche Gefühle, Erinnerungen werden bei dieser Einheit wach?
Was hat Sie besonders angesprochen?
Was ist Ihnen ungewohnt und fremd?
Welche Fragen stehen im Raum?
Welche Wünsche und Bedürfnisse liegen vor?

(Vgl. Checkliste Nr. 6, S. 139 und Nr. 16 auf S. 151 sowie das Informationsblatt »Lachen schenkt Lebensenergie« auf S. 161.)

7 Ein Wort der Abrundung

Sicher haben Sie bei der Lektüre dieser Texte erkannt, dass eine Wissensaneignung, also die kognitive, vertikale Ebene, nicht im Vordergrund des Basismoduls steht. Ziel der Texte ist es stattdessen dazu beizutragen, dem oft unterdrückten, verdrängten Gefühlsleben Entfaltungsraum zu eröffnen. Geschulte Sinne vermehren Gefühle. Die emotionale, horizontale Sichtweise wird Schwerpunkt, belebt und wirkt dynamisch. Das bewirkt ein gemeinschaftsförderndes, gegenseitig wertschätzendes Miteinander. »Schatzfinder« zu werden bei sich und bei anderen wird angeregt. Das befreit, macht lebendig und gibt Lebenssinn.

Folgende Aussage ist wegweisend: »So viel Selbständigkeit wie möglich, so viel Unterstützung wie nötig.«

Unbekannte, individuelle Wege sind zu suchen, zu gehen und an einem flexiblen Blickrichtungswechsel mitzuwirken. Die folgende Erzählung ist eine Unterstützung auf diesem anspruchsvollen Weg.

Geschichte des 18. Elefanten

Eines Tages starb ein reicher indischer Kaufmann und hinterließ seinen drei Söhnen siebzehn Elefanten. In seinem Testament bestimmte er, dass sein ältester Sohn die Hälfte, der Zweitgeborene ein Drittel und der Jüngste ein Neuntel davon bekommen sollte. Die Söhne rechneten nächtelang und kamen zu keinem Ergebnis. Da kam der Minister des Kaisers, der auf einem Elefanten unterwegs war, durch das Dorf, hörte von dem Problem der Brüder und bot seine Hilfe an. »Nehmt meinen Elefanten dazu«, sagte er, »und dann teilt die achtzehn Elefanten auf, wie Euch aufgetragen wurde.«

Die Brüder wunderten sich über die Großzügigkeit des Fremden, nahmen zögernd das Angebot an und machten sich an die Aufteilung. Der Älteste bekam die Hälfte, also neun. Der Zweitgeborene bekam ein Drittel, also sechs und der Jüngste sein Neuntel, also zwei. Insgesamt waren es siebzehn Elefanten. Die Brüder dankten dem Minister für seine Hilfe, der Minister schwang sich auf seinen Elefanten und ritt davon.
Quelle unbekannt

Unser Leben mit seinen zahllosen Rechnungen geht nicht auf,
wenn das Transzendente keinen Raum bekommt.
Quelle unbekannt

Reflexion des Erlebten I

Name:

Ort/Datum:

 Schön, dass …

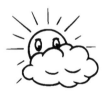 Schade, dass …

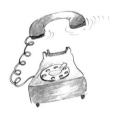 Was ich noch sagen wollte …

Vertiefungsmodul –
Individuelle Sinnfindung

Einleitung

Wer bin ich?
Einsames Fragen treibt mit mir Spott.
Wer ich auch bin, Du kennst mich,
Dein bin ich, o Gott!
Dietrich Bonhoeffer

Dieses Wort von Dietrich Bonhoeffer gibt individuelle Antworten auf Lebensfragen, Schicksalsschläge, Ratlosigkeit, Verzweiflung oder unverständliche Konstellationen. Sichtweisen verändern sich dadurch. Sie können Trost und Ermutigung schenken und zu kraftspendenden Quellen führen.

Weshalb schreibe ich ein Vertiefungsmodul? Ist nicht schon alles gesagt? Welcher Beweggrund liegt vor? Mir ist bewusst geworden, dass mein erstes Buch »Blickrichtungswechsel« und das hier vorangestellte Basismodul eine Vertiefung und Abrundung verlangen.

Durch Erziehung und Sozialisation wird die Gefühlswelt vernachlässigt. Gefühle werden verlernt und aberzogen, die kognitive, Verstandesebene entfaltet sich, um der Leistungsgesellschaft gerecht zu werden und gesellschaftskonform zu leben. Die Dualität richtig – falsch, entweder – oder, mehr – weniger u.a.m. sind dominant. Wirtschaftssysteme, Hierarchien, Machtstrukturen sowie das Bewerten und Vergleichen erhalten großen Raum.

Das Basismodul mit den unterschiedlichsten Übungen bewirkt, dass alte Muster, Glaubenssätze und vorgegebene Trampelpfade verlassen werden. Neues wird gewagt, Grenzen überschritten, um sich auch in die Seins-Ebene der Menschen mit Demenz einfühlen zu können.

Die Erörterung der existenziellen Fragen fehlt. Das Modul »Individuelle Sinnfindung« rundet das Geschriebene ab und vertieft es zugleich. Beide handlungsorientierte Ergänzungen sind wie Steine des Anstoßes. Das Bearbeiten dieser Texte kann recht schmerzhaft sein, denn solche Impulse führen zur Selbstreflexion auf dem Weg zur Selbsterkenntnis. Die Konfrontation mit existenziellen Fragen ermutigt zum Blickrichtungswechsel, wenn Eigenverantwortlichkeit und Autonomie großgeschrieben werden. Nach der herausfordernden Auseinandersetzung mit dem Text, durch Nachdenken und Hinterfragen, führen die erlebten Verunsicherungen und Erschütterungen zum Sehen und Erleben der Kraftquellen und macht uns die Lebendigkeit wieder bewusst.

Beim Lesen wird entdeckt, welche Schritte nötig sind, um eine bejahende Haltung einzunehmen und Lebensqualität sichtbar zu gestalten.

Im Vertiefungsmodul spreche ich deshalb mutig tabuisierte, existenzielle Fragen an.

Es ist ein Versuch, Tabuthemen begreifbarer zu machen, um Veränderungen anzuregen. Diesen lebensnotwendigen Fragen kann nicht ausgewichen werden. Unser Älterwerden, unsere Endlichkeit wird oft verneint, verdrängt und bekämpft, dennoch kommen wir mit jedem Augenblick dieser Lebensphase näher. Auflehnung, nicht Wahrhaben wollen, braucht Kraft und mindert die Lebensfreude.

Ehemalige Teilnehmende der Workshops haben mich motiviert, meine Gedanken aufzuschreiben und zur Verfügung zu stellen. Ich schreibe aber vor allem für mich selbst, denn mit diesen Themen werde auch ich immer wieder in aller Härte konfrontiert.

Meine folgenden Texte erheben keinen wissenschaftlichen Anspruch. Sie stellen ein Sammelsurium von Gehörtem, Gelesenen und Erlebtem dar, mit dem ich meinem Herzensanliegen schlicht und einfach einen Ausdruck verleihen möchte: Alle Interessierte und mich selber möchte ich ermutigen, eigenverantwortliche und selbstbestimmte, unbekannte Wege in Gelassenheit zu gehen.

Das Vertiefungsmodul »Individuelle Sinnfindung« öffnet Wege zum Selbstkern, fördert die Selbstreflexion, um sich mutig auch mit den kommenden existenziellen Lebensphasen anzufreunden sowie sich individuell vorzubereiten.

Die Einheiten lauten:

- Selbsterkenntnis – Lebenslauf reflektieren
- Selbstwahrnehmung – Gefühle aufspüren
- Selbstsorge – Psychohygiene einüben
- Selbstreflexion – Existenzielle Fragen erörtern
- Selbstliebe – Blickrichtungswechsel leben

Das Vorgehen ist prozessorientiert und nicht nur über Wissensvermittlung erlernbar, sondern vor allem im Selbsterlernen und im »Denkfühlen«. Das praktische Einüben in Gruppen, das ortsnah durchgeführt werden kann, wird nach dem Selbsterlernen angeboten.

1 Selbsterkenntnis – Lebenslauf reflektieren

1.1 Einleitung

In der kommenden Welt werden sie nicht gefragt werden:
Warum bist du nicht Mose gewesen?
Die Frage wird lauten:
Warum bist du nicht Sussja gewesen?
Rabbi Sussja

1.2 Ziele mit Fragen

- Eigenen Lebenslauf reflektieren
- Sich selber entdecken
- Be- und Verurteilung bei sich und anderen vermeiden
- Fähigkeiten und Potenzial erkennen und fördern
- Eigenlob einüben

Fragen, die von den nachfolgenden Texten angestoßen werden, dem eigenen Personsein auf die Spur zu kommen, um zu sich selbst zu finden:

- Wer bin ich?
- Was hindert mich nicht die Person zu sein, die ich sein könnte oder möchte?

Das Sprichwort »Selbsterkenntnis ist der erste Schritt zur Besserung« bringt den Inhalt dieser Einheit auf den Punkt. Den Weg zu beschreiten, sich mit sich selbst auseinanderzusetzen, sich aushalten zu lernen, immer wieder ein *Ja* zu sich selbst finden, daran gilt es kontinuierlich dranzubleiben. Bei sich selber anzufangen heißt, den herausfordernden Weg Schritt für Schritt weiterzugehen.

Das beinhaltet, sich mit dem eigenen Lebenslauf vertraut zu machen, ihn zu reflektieren, sich mit den Prägungen, Sozialisations- und Erziehungsmustern auseinanderzusetzen. Das bedeutet, sich mit Sonnen- und Schattenseiten, mit Ecken und Kanten, mit Grenzen und Kompetenzen anzufreunden sowie sich eigene blinde Flecken bewusst zu machen, um sich mit ihnen einen lächelnden Umgang zu ermöglichen. Ich nehme mir Raum, mich kennenzulernen, wie ich gewachsen und geworden bin. Wenn ich mich selbst erkenne, kann ich andere in ihrem So-sein wahrnehmen. Ein toleranter und wertschätzender Umgang wird möglich. Das ist eine wichtige Voraussetzung bei der Begleitung von Menschen mit Demenz. Nur wer sich mit den eigenen Grundmustern vertraut macht, sich selbst auf die Schliche kommt, mit sich selbst auseinandersetzt und sich annimmt, kann in Toleranz und Akzeptanz die eigenen und die Lebenswege anderer bejahend annehmen. Es braucht Mut, sich den positiven Kompetenzen zuzuwenden und sich daran zu erfreuen.

Die tradierte Aussage »Eigenlob stinkt« ist schwer zu verändern, weil sie mit dem Vorwurf des Egoismus und der Selbstgefälligkeit verknüpft ist. Dieser Vorwurf erlaubt keine Selbstliebe und bildet den Nährboden zur Selbstverneinung. Die Differenzierung solcher missverstandenen Muster ist oft Schwerstarbeit.

Selbstverneinung kann bis zur Selbstvernichtung führen. Der Selbstkern (Seele), der uns allen geschenkt ist, bleibt jedoch stets erhalten und kann nicht zerstört werden. Die Selbstverneinung ist eine unnatürliche, schwer therapierbare »Krankheit«. Sie kann durch Institutionen, Politik, Religionen und Gemeinschaften genährt werden. Schuldgefühle, Scham und Perfektionismus stehen dabei im Vordergrund. Die Veränderung der Aussage: »Eigenlob stinkt« in »Eigenlob stimmt« bedeutet einen wesentlichen Schritt in die Richtung einer richtig verstandenen Selbstliebe.

> Du musst das Leben nicht verstehen,
> dann wird es werden wie ein Fest.
> Und lass dir jeden Tag geschehen
> so wie ein Kind im Weitergehen
> von jedem Wehen
> sich viele Blüten schenken lässt.
> Sie aufzusammeln und zu sparen,
> das kommt dem Kind nicht in den Sinn.
> Es löst sie leise aus den Haaren,
> drin sie so gern gefangen waren,
> und hält den lieben jungen Jahren
> nach Neuen seine Hände hin.
> *Rainer Maria Rilke*

Die Worte von Rainer Maria Rilke sind ein Fingerzeig, wie vergänglich alles sein kann. Sie sind auch tröstend, weil jedes Ende auch einen neuen Anfang in sich birgt.

1.3   Input

Biografie stammt vom bíos »Leben« und -grafie »Zeichnung« und ist die mündliche oder schriftliche Beschreibung des Lebenslaufes einer Person. Ein Sonderfall der Biografie ist die Autobiografie. Diese hat der Betreffende selbst über seine Erlebnisse und Lebenserfahrungen geschrieben. Auf Biografien wird bei Bewerbungsgesprächen, bei der Aufnahme in Institutionen und bei der eigenen Lebensrückschau zurückgegriffen.

Jeder Mensch entwickelt seine eigene Biografie durch seine individuellen Erlebnisse, Erfahrungen, Bilder und der mannigfaltigen sozialen Konstellationen, die er in seinem Leben ausgesetzt ist.

Einige Episoden verlaufen für viele Menschen vorhersehbar und in Vielem einheitlich. Fachleute sprechen von normativen Ereignissen. Andere Erlebnisse, von denen alle in diesem Land gehört haben und auf die eine oder andere Weise betroffen sind, haben einen zeitgeschichtlichen Charakter. Die Bedeutung dieser Erlebnisse ist für jeden Einzelnen jedoch je nach dem Grad der Betroffenheit und des individuellen Lebensalters unterschiedlich, so z. B. der Zweite Weltkrieg, der Fall der Mauer, der Anschlag des 11. Septembers 2001 in USA.

Sogenannte kritische Ereignisse, also einschneidende persönliche Erlebnisse, Erfahrungen und Krisen wie z. B. schwere Unfälle, der Tod eines geliebten Menschen, schwere Krankheit, Arbeitsplatzverlust, Teilnahme an Kriegsereignissen etc., bewirken im Lebenslauf oft eine Wende in eine unerwartete Richtung. Eine Lebenskrise kann jedoch durchaus positive Folgen für das eigene Leben mit sich bringen oder einen guten Kern beinhalten. Alles kann sich (wieder) zum Guten wenden.

Krisen können Chancen werden.

Biografien sind wie zentrale Schlüssel zu der Begegnung mit sich selber, besonders bei Menschen mit Demenz. Das Erstellen eines Lebenslaufs ist wie ein Puzzle. Die vielen leeren Stellen werden erst nacheinander ausgefüllt.

Die gewonnenen Erkenntnisse erlauben den Zugang zu Menschen mit Demenz und reduzieren diese nicht auf ihre Grundbedürfnisse. Sie können über Vergangenes berichten. Sicherheit und Geborgenheit werden dadurch ermöglicht, indem alte Gewohnheiten entdeckt, berücksichtigt und als wertvolle Ressource erkannt werden. Biografische Arbeit ist auch Gedächtnistraining. Der Mensch mit Demenz, seine Angehörigen und alle an der Pflege Beteiligten befinden sich auf den Spuren der Vergangenheit. Wie war z. B. das Familienleben, die Hausarbeit, was wurde als Kind gespielt, wie wurden Einschulung und Schulzeit erlebt? Gab es Personen im Leben, die besonders prägend waren? Die Mode der vergangenen Zeiten, Ausflüge, Reisen und das Arbeitsleben bieten viele Möglichkeiten zur Erinnerung.

Das Verknüpfen des Vergangenen mit der Gegenwart führt dazu, dass sich Menschen mit Demenz in ihrer Welt verstanden und angenommen fühlen.

Wir alle sind das Ergebnis unserer Erziehung und Sozialisation. Wenn sich aufgrund von Demenz unsere Welt verändert, möchten wir wieder Halt finden. Eine Orientierung an Bekanntem aus unserem Leben gibt Halt.

Verantwortung in Selbstachtung für sich zu übernehmen, ist ein wichtiger Schritt im Entwicklungsprozess. Wir unterliegen der Gefahr zu glauben, was andere über uns sagen. Wir laufen in den vorgespurten Gleisen und machen das, was üblich ist und alle anderen tun. Wir werden gelebt, statt selber zu leben und das Leben zu gestalten. Bei mir zu Hause sein, in mir Heimat zu finden, heißt die Lebensaufgabe.

Wir sind begabt und zugleich auch begrenzt. Das anzunehmen fällt uns schwer. Grenzen und Gaben sowie Fülle und Leere, die zur Erfüllung wird, gehören zusammen und ergeben unser Profil.

Ja zu mir selber sagen, bedeutet eine ständige Herausforderung wie beispielsweise:
»Ja, es ist gut, dass es mich gibt.
Ja, ich darf sein, wie ich bin.
Ja, ich freue mich über das Geschenk meines Lebens und nehme mich an.«
Dazu zählt das Eingeständnis anzuerkennen, dass wir Fehler machen, dass wir nicht nur Sonnenseiten, sondern auch Schattenseiten haben. Je besser ich das Sehen lerne und anerkenne, desto besser kann ich dazu stehen und das Gegenüber lassen. Es ist eine wiederkehrende Herausforderung und zugleich eine Chance, Negativposten nicht mehr zu verdrängen, sondern ans Licht zu bringen. Auch das ist ein Teil meiner Geschichte. Ich stehe dazu und nehme sie an.

Das Wort *Ja* hat nur zwei Buchstaben und ist so schwer zu leben. Auch das Älterwerden und die Endlichkeit sind zu bejahen. In Umbruchsituationen sind wir ganz besonders auf dieses *Ja* angewiesen, um es mit dem Herzen anzunehmen.

Das Festhalten braucht viel mehr Kraft und bindet Energien, statt bejahend loszulassen. Loslassen heißt nicht fallen lassen.

Folgende Gefahr besteht: Wir leiden an unserem Aussehen, unserer Art, unserem Temperament und wären gerne anders, als wir sind. Wir vergleichen, reagieren eifersüchtig auf das, was andere besser können oder haben. Das nimmt Kraft und Lebensfreude.

Das Wachstumspotenzial ist zu entfalten, statt sich über Mängel zu definieren. Das kann allerdings nur freigelegt werden, wenn wir uns nicht richten und abwerten, sondern auch während mühsamen Durststrecken Ausschau halten nach jenen Oasen, die zum Sein und zum Genießen einladen.

Das *Ja* bedeutet: Das ist mein Leben, meine Geschichte, das bin ich. Mich selber anzunehmen fällt leichter, wenn ich begreife, dass ich umfassend, so wie ich bin, vom Universum, von Gott angenommen und geliebt werde. Es braucht Mut und echte Demut, sich selber anzunehmen. Selbstannahme bedeutet, sich auf die Schulter zu klopfen und zu sagen: »Schön, dass es mich gibt«. »Eigenlob stimmt!« Das ist eine gesunde, lebensbejahende Freude an meinem Dasein. Mir selber Freundin, Freund sein, liebevoll, freundlich, fürsorglich mit mir umgehen, gelingt durch stetes Einüben.

Ich bin nie allein! Ich bin immer mit mir zusammen. Sich selbst einfach wahrzunehmen, ohne sich zu beurteilen und zu bewerten, ist eine der schwierigsten Aufgaben. Der Weg vom Kopf zum Herzen ist der längste und stets eine Herausforderung.

Sich selber lieben, ist der sicherste Weg, zeitlebens geliebt zu werden.

1.4   Vertiefungstexte

Ich bewerte und verurteile mich nicht
Sich unter Druck setzen
Sich mit Härte verurteilen
Sich unbarmherzig bewerten –
Es gibt einen andern Umgang
mit sich selbst und seiner Krise

Betrachte dein Inneres
als eine Landschaft
Da gibt es verschiedene Wachstumsprozesse
verschiedene Stimmungsbilder
verschiedene Reifegrade

Nimm dich einfach wachsam wahr
ohne dich zu bewerten
Trau deinem Wachstumspotenzial
Entdecke in den mühsamen Durststrecken
Jene unerwarteten Oasen des Mitgefühls
Pierre Stutz

Achte auf deine Gedanken,
denn sie werden Worte.
Achte auf deine Worte,
denn sie werden deine Taten.
Achte auf deine Taten,
denn sie werden deine Gewohnheiten.
Achte auf deine Gewohnheiten,
denn sie werden dein Charakter.
Achte auf deinen Charakter,
denn er wird dein Schicksal.
Chinesisches Sprichwort

Wenn dich einmal der Hafer sticht,
aus deiner Haut zu fahren –
so bleib' nur drin,
es lohnt sich nicht,
du kannst das Fahrgeld sparen.

Sieh' deine Haut doch erst mal an,
eh' du daraus entschwindest.
Du glaubst doch nicht im Ernst daran,
dass du was besseres findest.
Du hast die Jugend drin verbracht,
das Alter drin genossen,
sie ist dir ganz nach Maß gemacht
und sitzt wie angegossen.

Und ohne Haut auf dieser Welt –
das würd'st du bald bereuen.
Sie ist's, die dich zusammenhält,
drum schau nach keiner neuen.

Denn die würd'st du für dein Gestell
ganz sicher nicht erhalten.
Schiel nicht nach einem neuen Fell,
sondern bleib' in deinem alten!
Quelle unbekannt

Wenn ich mein Leben noch einmal leben könnte,
im nächsten Leben würde ich versuchen, mehr Fehler zu machen.
Ich würde nicht so perfekt sein wollen,
ich würde mich mehr Entspannen.
Ich wäre ein bisschen verrückter, als ich es gewesen bin
ich würde viel weniger Dinge so ernst nehmen.
Ich würde nicht so gesund leben.
Ich würde mehr riskieren,
würde mehr reisen,
Sonnenuntergänge betrachten,
mehr Bergsteigen,
mehr in Flüssen schwimmen.

Ich war einer dieser klugen Menschen,
die jede Minute ihres Lebens fruchtbar verbrachten;
freilich hatte ich auch Momente der Freude,
aber wenn ich noch einmal anfangen könnte,
würde ich versuchen, nur mehr gute Augenblicke zu haben.

Falls du es noch nicht weißt,
aus diesen besteht nämlich das Leben;
nur aus Augenblicken;
vergiss nicht den jetzigen.

Wenn ich noch einmal leben könnte,
würde ich von Frühlingsbeginn an
bis in den Spätherbst hinein barfuß gehen.
Und ich würde mehr mit Kindern spielen,
wenn ich das Leben noch vor mir hätte.

Aber sehen Sie ... ich bin 85 Jahre alt
und weiß, dass ich bald sterben werde.
Quelle unbekannt

Gib dich nicht der Traurigkeit hin,
erlaube ihr einen Besuch,
aber gewähre ihr kein Nachtquartier.
Der Freude öffne Tür und Tor,
lass sie Wurzeln schlagen
und Wohnung nehmen in dir.
Jeder Mensch hat die Möglichkeit,
täglich neu mit seinem Leben zu beginnen.
Das geht nicht, sagen die,
die es noch nie versucht haben.
Quelle unbekannt

1.5   Lied

Wir wollen aufsteh'n,
aufeinander zugeh'n,
voneinander lernen,
miteinander umzugeh'n.

Refrain
Aufsteh'n, aufeinander zugeh'n
und uns nicht entfernen,
wenn wir etwas nicht versteh'n.
Viel zu lange rumgelegen,
viel zu viel schon diskutiert.
Es wird Zeit sich zu bewegen,
höchste Zeit, dass was passiert

Refrain

Jeder hat was einzubringen,
diese Vielfalt wunderbar.
Neue Lieder woll'n wir singen,
neue Texte laut und klar.

Refrain

Diese Welt ist uns gegeben,
wir sind alle Gäste hier.
Wenn wir nicht zusammenleben,
kann die Menschheit nur verlier'n.

Refrain

Dass aus Fremden Nachbarn werden,
das geschieht nicht von allein.
Dass aus Nachbarn Freunde werden,
dafür setzen wir uns ein.

Refrain
Clemens Bittlinger

1.6   Bedenkenswertes

- Ich bin Herrin/Herr meiner Gedanken, meiner Gefühle, meines Tuns.
- Außendruck gibt Innendruck und benötigt Ausdruck.
- Die Menschen werden als Original geboren, aber die meisten sterben als Kopie.
- Ich lasse mich verletzen, statt du hast mich verletzt.
- Wenn ich mit dem Finger auf den andern zeige, zeigen drei Finger auf mich selbst.
- Verändere ich mich, dann verändert sich die Situation. Ich bin Gestalterin meines Lebens.
- Wer sich selber wertschätzen kann, kann auch andere wertschätzen.

- Reif werden hat mit Loslassen zu tun, sich selber loslassen, seinlassen und es einer anderen Instanz überlassen.
- Keiner ist ein Nobody, keiner unbegabt, bedeutungslos. Wir alle haben einen wertvollen, einmaligen, geschenkten Selbstkern.
- Die Lebensaufgabe besteht nicht darin, so zu werden wie andere, sondern ganz sich selbst zu sein.
- Es ist nie zu spät, um neu anzufangen.
- Das Leben eines Menschen ist das, was seine Gedanken daraus machen.
- Ich achte auf meine Gedanken und wähle bewusst belebende, solche der Selbstsorge.
- Ich öffne mich der Schönheit des Lebens.
- Ich bin überzeugt, dass alle Dinge zu meinem Besten dienen.

Wer andere kennen will, muss sich erst selbst kennen.
Lü Bu We (ca. 300 v. Chr.)

Wer sich selbst hasst, den haben wir zu fürchten, denn wir werden die Opfer seines Grolls und seiner Rache sein. Sehen wir also zu, wie wir ihn zur Liebe zu sich selbst verführen.
Friedrich Nietzsche

Weich ist stärker als Hart, Wasser stärker als Fels, Liebe stärker als alle Gewalt.
Hermann Hesse

Wir sind verantwortlich, für das, was wir tun, aber auch für das, was wir nicht tun.
Voltaire

Leben kann man nur vorwärts. Leben verstehen nur rückwärts.
Sören Kierkegaard

Mein Leben ist das, wozu mein Denken es macht.
Marc Aurel

Tue erst das Notwendige, dann das Mögliche und plötzlich schaffst du das Unmögliche.
Franz von Assisi

Nehmen Sie die Menschen, wie sie sind. Andere gibt's nicht.
Konrad Adenauer

1.7   Erlebtes aus der Praxis

Ein Alltagsbegleiter erzählt:
Ein 82-jähriger Mann, der durch Schlaganfälle bedingt seine Sprache verloren hat, wird neuer Bewohner im Pflegeheim. Ärzte sprechen vom seidenen Faden, der diesen Menschen mit Demenz am Leben hält. Mittlerweile hat sich sein gesundheitlicher Zustand stabilisiert. Er ist mit seinem Rollator mobil. Es liegen keine biographischen Angaben über ihn vor. Die beiden Söhne haben seit circa zehn Jahren keinen Kontakt mehr zu ihrem Vater. Nach dem Tod seiner Frau hat er mit seinem Schicksal gehadert, sich gänzlich zurückgezogen und dem Alkohol

und übermäßigem Nikotinkonsum gefrönt. Seine Sprache ist unverständlich. Anfänglich hält er sich nur in seinem Zimmer auf. Kontakt zu seiner Umwelt und zu Mitbewohnern lehnt er ab. Er bekommt Logotherapie, was seine Defizite in der verbalen Kommunikation nur leicht verbessert.

Vor einigen Wochen habe ich den Hinweis bekommen, mich um diesen Bewohner zu kümmern. Aus Sicherheitsgründen wird bei ihm der Nikotinkonsum kontrolliert, denn das Rauchen auf dem Zimmer ist zu risikoreich. So wird ihm mehrmals täglich im Dienstzimmer eine Zigarette angeboten, die er außerhalb des Hauses oder im Rauchertreffpunkt genießen kann. Ich geselle mich mehrmals am Tag zu ihm. Er findet nach einiger Zeit eigenständig den Weg und die Räumlichkeiten. Der Versuch, ihn für verschiedene Aktivitäten zu gewinnen, ist wegen seiner ablehnenden Haltung sehr mühsam. Nach und nach zeigt sich jedoch, dass ihn Gymnastik und Entspannungsmusik interessieren.

Seine Biographie versuche ich durch mühsame Kleinarbeit im Gespräch zu erfahren. Er selber kann fast nichts dazu beitragen und seine Söhne steuern nur wenige Angaben bei. Nach und nach entsteht dennoch ein immer feiner werdendes Gerüst seiner Biographie. Der Besuch seines Enkels bringt ebenfalls neue Erkenntnisse. Dieser äußert, seinen Großvater noch nie so freundlich und gelassen erlebt zu haben.

1.8   Persönliche Stellungnahme

Während ich diese Zeilen schreibe, tauchen bei mir Kindheitserinnerungen auf, die mich prägten. Ich bin die Jüngste und habe drei ältere Geschwister, die viel klüger waren und bei mir Erziehungsversuche ausprobierten. Meine Willensstärke konnte nicht gebrochen werden. Ich fühlte mich als Schlusslicht, das nicht leuchtete. Dadurch entfalteten sich Minderwertigkeitsgefühle. Erst als ich erkannte, dass diese Haltung mich von meinem Schöpfer trennt, im Sprachgebrauch Sünde, entwickelte sich eine andere Sichtweise, die zu Lebensqualität führt. Von schwierigen Lebenssituationen bin ich nicht verschont geblieben. Sie stärkten mich, dranzubleiben. Ich bin mir bis heute treu geblieben und werde es hoffentlich bleiben bis zum Lebensende.

1.9   Selbstreflexion

Was hat mich in dieser Einheit angesprochen oder geärgert?
Welche Ereignisse haben meinen Lebenslauf geprägt?
Welche Fragen stehen noch im Raum?
Welche Schritte gehe ich?
Welche Wünsche und Bedürfnisse habe ich?

2 Selbstwahrnehmung – Gefühle aufspüren und leben

2.1 Einleitung

Die Blätter fallen, fallen wie von weitem,
als welkten in den Himmeln ferne Gärten;
sie fallen mit verneinender Gebärde.
Und in den Nächten fällt die schwere Erde
aus allen Sternen in die Einsamkeit.
Wir alle fallen. Diese Hand da fällt.
Und sieh dir andere an: Es ist in allen.
Und doch ist Einer, welcher dieses Fallen
Unendlich sanft in seinen Händen hält.
Rainer Maria Rilke

Der intuitive Geist ist
ein heiliges Geschenk und
der rationale Geist ein treuer Diener.
Wir haben eine Gesellschaft erschaffen,
die den Diener ehrt und das Geschenk
vergessen hat.
Albert Einstein

2.2 Ziele mit Fragen

- Gefühle erspüren, wahrnehmen und benennen
- Verdrängte Gefühle befreien
- Umgang mit Gefühlen einüben
- Unbequeme Gefühle annehmen und integrieren
- Lebendigkeit der Gefühle leben und genießen

Fragen, die in die Tiefe der eigenen Person führen:

- Welchen Zugang und Umgang habe ich zu meinen Gefühlen?
- Welche Beziehung haben meine Gefühle zu meinem Denken und Handeln?
- Fühlen Menschen mit Demenz anders als wir?

Menschen mit Demenz leben verstärkt auf der Gefühlsebene. Deshalb ist es wichtig, unsere oft überbetonte Verstandesebene zu verlassen, um sich in deren Daseinsebene einzufinden sowie ihre Gefühlswelt anzunehmen und wertzuschätzen.

Gefühle entwachsen dem biologischen Programm des Menschen. Sie sind ein Instrument des Lebens, Werkzeuge des Begehrens, des Wünschens, des Schutzes, der Orientierung. Deshalb ist es wichtig, den Gefühlen Raum zu geben und mit ihnen adäquaten Umgang einzuüben. Viele unserer Empfindungen sind durch die Erziehung gezähmt worden. Die »gute Kinderstube« verwies so manches in Schranken. In der Schule wurde gelehrt, möglichst nicht aufzufallen. Das erlernte Benehmen war oft Anpassung, um gesellschaftskonform zu werden.

Wir haben uns daran gewöhnt:

Sein – wie alle

Denken – wie alle

Reagieren – wie alle

Wählen – wie alle

Sich verhalten – wie alle

Das Gegen-den-Strom-Schwimmen, eine eigene Meinung vertreten, ist unerwünscht. Die Anpasser, Ja-Nicker sind beliebt und anerkannt. Die Eigenständigen und Eigenwilligen stören, werden stigmatisiert und ausgegrenzt. Wir bemühen uns, nur nicht aufzufallen, weder aus der Reihe zu tanzen noch aus der Rolle zu fallen, sondern stattdessen folgsam und brav zu sein, um geliebt zu werden.

2.3 Input

Gefühle sind momentane subjektive Empfindungen. Emotionen können angenehm oder unangenehm, echt oder unecht sein und in ihrer Stärke variieren. Grundgefühle sind: Freude, Angst, Liebe, Hass, Trauer. Sie sind in allen Kulturen gleichermaßen anzutreffen. Es gibt eine Reihe weiterer Empfindungen: Schuldgefühle, Schamgefühle, Selbstwertgefühle, Liebesgefühle, verletzte Gefühle, Minderwertigkeitsgefühle, Lustgefühle, Glücksgefühle, Neidgefühle u. v. a. m.

Ein kurzer fragmentarischer Diskurs zeigt auf, wie Gefühle entstehen: Jeden Tag findet in jedem Menschen unzählige Male ein bestimmter Kreislauf statt, der uns nicht bewusst ist Er besteht aus Situation, Gedanke, chemischer und emotionaler Reaktion und funktioniert folgendermaßen:

• Eine Situation tritt ein.
• Sie ruft Gedanken hervor.
• Aufgrund dieser Gedanken entsteht im Gehirn eine physische/chemische Reaktion.

- Die chemische Reaktion, die aufgrund der Gedanken entstanden ist, ruft Gefühle hervor, wie diese Situation empfunden wird.
- Diese Gefühle rufen daraufhin weitere Gedanken ähnlicher Art hervor, die eine wiederum weitere chemisch emotionale Reaktion bewirken, und so weiter.

Dieser ganze Prozess dauert nur ein paar Sekunden oder Millisekunden. Wenn die erste Reaktion, also die Gedanken über die Situation, nicht erkannt wird, werden die Gefühle den weiteren Verlauf der Situation bestimmen. Damit geht die Kontrolle über die Gefühle verloren. Jedes unkontrollierte Gefühl kann unnötige psychische und körperliche Anspannung hervorrufen, die folgendermaßen lauten können:

Das macht mich ärgerlich.

Du verletzt meine Gefühle.

Jedes Mal, wenn ich daran denke, könnte ich vor Wut platzen.

Das hat mich wirklich getroffen.

Ich kann das nicht aushalten.

Ich kann mich nicht beherrschen.

Ich kann mit meinen Gefühlen nicht umgehen.

Du weißt genau, wie mich das trifft.

Ich weiß nicht mehr, was ich denken soll.

Ich kann nicht anders.

So bin ich eben.

Du bringst mich auf die Palme.

Es gibt andere Möglichkeiten, mit solchen alltäglichen Situationen umzugehen. Weshalb reden wir uns zuweilen mit einer solchen Vehemenz ein, dass wir verärgert, verletzt oder unglücklich seien, wenn wir uns genauso gut sagen könnten, dass wir »die Situation meistern« werden? Wie viel besser wäre es doch, wenn wir in der Lage wäre, unsere Reaktion, die Gedanken, die die Gefühle hervorrufen, leiten zu können.

Angst entsteht, wenn wir Situationen als gefährlich ansehen und unsere Fähigkeiten, die Situation zu meistern, als unzureichend ansehen.

Im Alltag vermischen wir häufig Gedanken und Gefühle. Wir sagen:

Ich fühle mich minderwertig oder schuldig.

Ich fühle, dass er mich ablehnt.

Die Unterscheidung zwischen Gedanken und Gefühlen ist wichtig. Gedanken sind subjektiv und entsprechen oft nicht den Tatsachen, denn wir unter- oder übertreiben.

Positive Gedanken führen zu positiven Gefühlen, negative Gedanken führen zu negativen Gefühlen. Gefühle, auch negative, können unsere »Freunde« sein, wenn wir uns die Botschaft zunutze machen, die in ihnen steckt. Negative Gefühle können Warnsignale sein, dass etwas in unserem Leben nicht so ist, wie wir es wünschen. Wenn wir aus unseren negativen Gefühlen lernen, indem wir ihre Botschaft entschlüsseln, dann sind sie unsere Freunde.

Oft stehen uns unsere eigenen Gefühle im Weg. Wir sind zwar mit der Fähigkeit zu fühlen geboren worden, doch haben wir nicht das Wissen erhalten, wie wir mit unseren Gefühlen umgehen sollen. Das müssen wir uns selbst aneignen. Manche Menschen lassen sich von ihren Gefühlen überwältigen, fühlen sich ihren Gefühlen ausgeliefert. Sie haben nicht den Umgang mit ihren Gefühlen gelernt und wissen nicht, wie sie diese beeinflussen können. Sie geraten in Panik. Das Wichtigste, was wir im Hinblick auf unsere Gefühle lernen sollen, ist, sie unterscheiden, strukturieren zu können und einen adäquaten Umgang mit ihnen einzuüben. Denn sie sind so etwas wie Fahrzeuge unserer Selbstwerdung. Gefühle, die uns lebendig machen, entfalten sich, wenn die Sinne in die Schule geschickt werden.

Gefühle wenden sich normalerweise nach außen. Wenden sie sich nach innen – eventuell unbemerkt –, so können sie unsere eigene Substanz bedrohen und Erkrankungen an Leib und Seele herbeiführen. Was man in sich hineinfrisst, was man sich zu Herzen nimmt, was man sich auf den Rücken lädt, kann bedrohlich werden. Das kostet Kraft und kann zu Stress und Burnout führen. Deshalb ist es so wichtig, dass wir Gefühle zulassen, uns Gefühle erlauben, sie unserer Umgebung zumuten, auch wenn es dabei unruhig wird. Gefühle sind nichts Negatives, der richtige Umgang mit ihnen ist angesagt!

2.4 Vertiefungstexte

Der weise Mann

Vor langer Zeit lebten in einem Königreich ein weiser Mann, der vom Volke geliebt und verehrt wurde, und ein Prinz, dem die Zuneigung des Volkes nicht zu Teil wurde.
Der Prinz hasste den weisen Mann dafür und versuchte ihn beim Volke stets in Misskredit zu bringen. Eines Tags hatte der Prinz einen Plan.
Morgen, dachte der Prinz, wenn der weise Mann am Marktplatz mit dem Volke spricht, werde auch ich da sein.
Ich werde eine Taube in meiner Hand halten und sagen: »Weiser Mann, ich frage dich: Ist die Taube, die ich in meiner Hand halte, lebendig oder tot?«
Wenn er sagt, die Taube sei tot, so werde ich meine Hand öffnen und sie davonfliegen lassen. Sagt er aber, die Taube sei lebendig, so werde ich sie in meiner Hand zerquetschen und tot zur Erde fallen lassen. Egal, welche Antwort er gibt, der weise Mann wird vor dem Volke wie ein Narr dastehen.
Am nächsten Tag traf der Prinz noch vor dem weisen Mann am Marktplatz ein. Er wartete geduldig, bis der weise Mann erschien und mit dem Volke zu sprechen begann. Nun nahm der Prinz die Taube aus dem Käfig, erhob seine Stimme und sagte: »Weiser Mann. Ich möchte dir eine einfache Frage stellen: Ist die Taube, die ich hier in meiner Hand halte, lebendig oder tot?« Es wurde ganz still, alle Augen richteten sich auf den weisen Mann. Der hielt inne, sah zu der Menge, danach zum Prinzen, und sagte: »Das, was du in deiner Hand hältst, ist das, was du daraus machst!«
Quelle unbekannt

Eine Geschichte aus Indien

Es gab in Indien den Tempel der tausend Spiegel. Er lag hoch oben auf einem Berg und sein Anblick war gewaltig. Eines Tages kam ein Hund und erklomm den Berg. Er stieg die Stufen des Tempels hinauf und betrat den Tempel der tausend Spiegel.
Als er in den Saal der tausend Spiegel kam, sah er tausend Hunde. Er bekam Angst, sträubte das Nackenfell, klemmte den Schwanz zwischen die Beine, knurrte furchtbar

und fletschte die Zähne. Und tausend Hunde sträubten das Nackenfell, klemmten die Schwänze zwischen die Beine, knurrten furchtbar und fletschten die Zähne.

Voller Panik rannte der Hund aus dem Tempel und glaubte von nun an, dass die ganze Welt aus knurrenden, gefährlichen und bedrohlichen Hunden bestehe.

Einige Zeit später kam ein anderer Hund, der den Berg erklomm. Auch er stieg die Stufen hinauf und betrat den Tempel der tausend Spiegel. Als er in den Saal mit den tausend Spiegeln kam, sah auch er tausend andere Hunde. Er aber freute sich. Er wedelte mit dem Schwanz, sprang fröhlich hin und her und forderte die Hunde zum Spielen auf. Dieser Hund verließ den Tempel mit der Überzeugung, dass die ganze Welt aus netten, freundlichen Hunden bestehe, die ihm wohlgesonnen sind.

Quelle unbekannt

Normal
Lisa ist zu groß.
Ayse ist zu klein.
Daniel ist zu dick.
Erkan ist zu dünn.
Frank ist zu verschlossen.
Ali ist zu offen.
Celine ist zu schön.
Michel ist zu hässlich.
Rafael ist zu dumm.
Sabrina ist zu clever.
Tina ist zu alt.
Baris ist zu jung.
Jeder ist irgendetwas zu viel.
Jeder ist irgendetwas zu wenig.
Jeder ist irgendwie nicht normal.
Ist hier jemand,
der ganz normal ist?
Nein hier ist niemand,
der ganz normal ist.
Das ist normal.
Quelle unbekannt

Zwei Wölfe
Ein alter Indianer saß mit seinem Enkelsohn am Lagerfeuer. Es war schon dunkel geworden und das Feuer knackte, während die Flammen in den Himmel züngelten. Der Alte sagte nach einer Weile des Schweigens: »Weißt du, wie ich mich manchmal fühle? Es ist, als ob da zwei Wölfe in meinem Herzen miteinander kämpfen würden. Einer der beiden ist rachsüchtig, aggressiv und grausam. Der andere hingegen ist liebevoll, sanft und mitfühlend.«

»Welcher der beiden wird den Kampf um dein Herz gewinnen?« fragte der Junge.

»Der Wolf, den ich füttere«, antwortete der Alte.

Quelle unbekannt

Niemals aufgeben!
Versuche niemals,
alles zu verstehen.
Sträube dich niemals,
deine Gefühle zu zeigen.
Scheue Dich niemals davor,
etwas zu verbessern.
Lass dich niemals von der Zukunft einschüchtern;
nutze die Zeit, die dir gegeben,
jeder Tag birgt eine neue Chance!
Was geschehen ist, ist nicht mehr zu ändern,
lass es dort liegen, wo es geschah!
Lerne von den Fehlern, die du gemacht hast.
Fühle dich niemals einsam oder allein;
es gibt immer jemanden, der für dich da ist.
Fasse nur Mut, dann wird es auch gut.
Glaube an dich!
Traue dir was zu!
Höre nie auf, zu glauben!
Höre nie auf, zu hoffen!
Höre nie auf, zu lieben!
Quelle unbekannt

2.5 Lied

Was frag ich viel nach Geld und Gut,
wenn ich zufrieden bin.
Gibt Gott mir nur gesundes Blut,
so hab ich frohen Sinn
und sing aus dankbarem Gemüt
mein Morgen- und mein Abendlied.

So mancher schwimmt im Überfluss,
hat Haus und Hof und Geld
und ist doch immer voll Verdruss
und freut sich nicht der Welt.
Je mehr er hat, je mehr er will,
nie schweigen seine Klagen still.

Da heißt die Welt ein Jammertal
und deucht mir doch so schön,
hat Freuden ohne Maß und Zahl,
lässt keinen leer ausgeh'n.
Das Käferlein, das Vögelein
darf sich ja auch des Maien freu'n.

Und uns zu Liebe schmücken ja
sich Wiese, Berg und Wald
und Vögel singen fern und nah,
dass alles widerhallt.
Bei Arbeit singt die Lerch' uns zu,
die Nachtigall bei süßer Ruh.

Und wenn die gold'ne Sonn aufgeht
und golden wird die Welt,
wenn alles in der Blüte steht
und Ähren trägt das Feld,
dann denke ich: all diese Pracht
hat Gott zu meiner Lust gemacht.

Dann preis ich laut und lobe Gott
und schweb' in hohem Mut
und denk: es ist ein lieber Gott,
er meint's mit Menschen gut.
Drum will ich immer dankbar sein
und mich der Güte Gottes freun.
Johann Martin Miller

2.6 Bedenkenswertes

- Ich falle aus der Rolle, dass ich aus der Falle rolle.
- Wir haben gelernt, Gefühle zu verstecken.
- Statt »er hat mich verletzt«: »Ich habe mich verletzen lassen«.
- Wut ist gut und gibt frischen Mut.
- Selbstannahme ist eine stete Herausforderung.
- Keine Du-Botschaften, sondern Ich-Botschaften.
- Wer nicht genießen kann, wird ungenießbar.
- Ich kann mich den ganzen Tag ärgern, aber ich bin nicht dazu verpflichtet.
- Masken fallen lassen, Gefühle ernst nehmen, sich mitteilen.
- Keine Erwartungen keine Enttäuschung.
- Menschen glauben viel, aber kaum an sich.
- Menschen sind lieber Opfer und passiv, statt Eigenverantwortung zu übernehmen.
- MmMm: Man muss Menschen mögen.
- LmaA: Lächle mehr als Andere.
- Glücklich ist, wer auch ohne Geld immer noch Humor behält.
- Ehrlichkeit gegenüber sich selber, eigene Grenzen erkennen.
- Glücklich ist, wer vergisst, was doch nicht zu ändern ist.
- Die Welt ist ein Theater. Ich habe gelernt, mich darin zu bewegen und habe bewegt.
- Menschen mit Demenz sind wertvoll. Sie sind wie ein Spiegel und beleben unsere verkümmerte emotionale Ebene.
- Das ganze Leben ist ein Experiment.
- Ich nehme mich mit all meinen Gefühlen an.
- Ich bin überzeugt, dass alle Dinge meinem Besten dienen.
- Jedes Gefühl ist völlig in Ordnung, aber ich bin mehr als meine Gedanken.

Zweifle nicht an dem, der dir sagt, er hat Angst, aber habe Angst vor dem, der behauptet, er kenne keine Angst.
Erich Fried

Wirf deine Angst in die Luft ... Sei, was du bist. Gib, was du hast.
Rose Ausländer

Etwas bei sich selbst zu verändern ist aus meiner Sicht die eigentliche Herausforderung und verspricht zugleich den größten Erfolg.
Ewald Lienen

Je mehr wir experimentieren, desto besser.
Ralph W. Emmerson

Drei goldene Pfeiler des Lebens
Lebe, um zu lieben.
Sei immer du selbst, steh zu dir und deinen Gefühlen, solange du damit niemand anderem schadest.
Verliere nie den Mut, stattdessen vertraue!

2.7 Erlebtes aus der Praxis

Beim Qualifizieren von Alltagsbegleitern/Präsenzkräftensagt ein Teilnehmer, als das Thema Religion zu besprechen war: »Ich bin Atheist«. »Herzlichen Glückwunsch!« ist meine spontane Antwort. Mit erstaunten, fragenden Blicken sehen mich die Anwesenden an. Ich spreche weiter: »Wissen Sie, ich gratuliere Ihnen, weil Sie einen Standpunkt eingenommen haben. Viele Menschen lassen sich treiben, sind oft ohne Wurzeln oder wanken wie das Gras im Wind und haben keine tragende Basis. Gut, dass Sie sich positioniert haben, deshalb gratuliere Ihnen.«

Nach geraumer Zeit versuche ich zu vermitteln, dass wer nicht glauben kann oder will, die Transzendenz verneint und ablehnt, eine Wahrnehmungsstörung hat. Die Transzendenz, die Urkraft, umhüllt und durchdringt uns wie die Luft. Diese Urenergie ist stets und überall anwesend. Unsere Aufgabe ist es, uns für diese Energie zu öffnen.

2.8 Persönliche Stellungnahme

Der Weg zur Selbstbefreiung ist anstrengend, hat viele Hindernisse und dauert lebenslang. Es ist ein stetes Dranbleiben. Ein erster Schritt besteht darin, die Sinne in die Schule zu schicken, damit sich Gefühle entfalten können und der Umgang mit ihnen eingeübt werden kann. Ein weiterer Schritt ist die Selbstbefreiung, die ich nur selbst einüben kann. Sie ist eine aktive Passivität und eine passive Aktivität. Sie ist nicht machbar, sondern ein sich Beschenken lassen, das zum dankbaren Staunen und zu dem Grundgefühl führt, im richtigen Moment das Richtige zu erhalten.

Wer sich zu viel um die anderen kümmert, der hält zu wenig von sich selbst.

2.9   Selbstreflexion

Was hat mich in dieser Einheit angesprochen oder geärgert?
Stehe ich zu meinen Gefühlen und gebe ich ihnen einen Ausdruck?
Wie kann ich mich selbst befreien?
Welche Fragen stehen noch im Raum?
Was entdecke ich in meiner Schatztruhe?

3 Selbstsorge – Psychohygiene einüben

Medicus curat, natura sanat.
Paracelsus

3.1 Einleitung

»Der Arzt kuriert, die Natur heilt« – Paracelsus verdichtet seine Lebenserfahrung in diesem Satz. Er geht dabei von der Beobachtung aus, dass die Kraft, heilsam für sich selbst zu sorgen, im Menschen selbst liegt, und dass dem Arzt die Aufgabe zukommt, diese Selbstheilungskraft zu stärken. Dieses Verständnis kam zur Zeit des Paracelsus einem Paradigmenwechsel gleich. Nicht mehr dem Arzt kommt alle Heilkompetenz zu, sondern dem Zusammenspiel von Arzt und leidendem Menschen. Im Blick auf unser Thema, die Sorge des Menschen um sein Selbst, ist Paracelsus Aussage ein Stein des Anstoßes. Sie stößt uns an, uns in die Selbstsorge einzuüben, den Dreiklang von Körper, Seele und Geist zu finden, Ganzheitlichkeit zu leben, eigenverantwortlich den eigenen Weg zu gehen und einem krankmachenden, falschverstandenen Sich und Anderen Helfen auf die Spur zu kommen.

3.2 Ziele mit Fragen

- Selbstsorge einüben
- Körper, Seele und Geist beachten
- Helfersyndrom erkennen und vermeiden
- Ganzheitlichkeit erleben
- Eigenverantwortlich den Weg gehen

Fragen, die ganzheitlich sind, die Körper, Seele und Geist betreffen:

- Wie gehe ich mit meinem Körper um, höre ich auf ihn?
- Gebe ich meiner Seele Nahrung?

- Pflege ich das Innere und das Äußere?
- Bin ich liebevoll mit mir?

Beim morgendlichen Erwachen und Aufstehen ist entscheidend, mit welchen Gedanken der neue Tag begrüßt wird. Das äußere Wetter ist nebensächlich, das innere Wetter ist entscheidend.

Bei dieser Einheit wird fragmentarisch nicht nur die körperliche Gesundheit, sondern auch das Heil-Sein angesprochen. Viele Kranke sind gesünder als die Gesunden. Der achtsame Umgang mit sich selbst, ein »Nein sagen«, bevor Körper und Seele an ihre Grenzen kommen, bedeutet Eigenverantwortlichkeit und stabilisiert die Gesundheit. »Die zwölf persönlichen Rechte« unterstützen bei der Überprüfung meiner Haltung.

Die zwölf persönlichen Rechte
Du hast das Recht, dein Verhalten, deine Gefühle und deine Gedanken selber zu beurteilen und brauchst dich dafür weder zu rechtfertigen noch zu entschuldigen.
Du hast das Recht, deine eigenen Wünsche und Bedürfnisse ebenso ernst
zu nehmen wie die der anderen Menschen.
Du hast das Recht, Fehler zu machen und die Folgen zu tragen.
Du hast das Recht, anderen eine Bitte abzuschlagen, ohne dich schuldig zu fühlen oder dich für egoistisch zu halten.
Du hast das Recht, deine Meinung zu ändern.
Du hast das Recht, »unlogisch« zu sein.
Du hast das Recht, selber zu entscheiden, ob du das, was dir andere als Fehler vorwerfen, ändern willst.
Du hast das Recht, selber zu beurteilen, ob du für die Lösung der Probleme anderer Menschen mitverantwortlich bist.
Du hast das Recht, Fragen nicht zu beantworten.
Du hast das Recht zu sagen: »Ich weiß es nicht.«
Du hast das Recht zu sagen: »Ich verstehe das nicht«.
Du hast das Recht, »Nein« zu sagen, ohne dieses Nein zu begründen.
Quelle unbekannt

Ein wacher Geist schützt vor unnötigem Stress und stärkt innere Widerstandskräfte. Selbstsorge bewirkt eine innere Haltung, die darauf ausgerichtet ist, Wertschätzung gegenüber sich selbst und andern einzuüben. Wer sich selbst wertschätzt, geht auch gut mit seiner Umgebung um. Menschen, die ihre Aufgaben mit großem Einsatz und mit einem sehr hohen Anspruch an sich selbst bis hin zum Perfektionismus ausüben, vergessen oft die Selbstsorge. Das Gespür für die eigenen geistigen, seelischen und körperlichen Energiereserven geht verloren.

Unsere Leistungsgesellschaft braucht Menschen, die verantwortungsbewussten, bürgerlichen Ungehorsam leisten.

Im Kopf klammern wir uns an Überzeugungen, Erwartungen und Interpretationen. Das sind Reflexe, die sich ein Leben lang durch Sozialisation und Erziehung aufbauten, die jedoch jederzeit wieder aufgelöst werden könnten. Der richtige Moment, um hiermit anzufangen, ist umgehend, sofort.

Sich nicht verkrampft an das Bisherige klammern, sondern loslassen und das, was kommt, willkommen heißen, ist ein bereicherndes Verhalten und gibt Kraft.

Wenn in Zeiten von Überlastung kein Raum für Erholung und Muße gegeben wird, die eigenen Bedürfnisse missachtet werden und der Stress nicht mehr ausgeglichen wird, ist die Basis für Erschöpfung gelegt. Entspannungsmangel führt zu einem Teufelskreis, der schwer zu durchbrechen ist. Nicht die Erschöpfung ist zu betonen, sondern die Lebensfreude, die ermutigt, dranzubleiben.

Die eigenen Bedürfnisse und Gefühle sind ernst zu nehmen, mit dem Ziel, körperlich, seelisch und geistig gesund zu werden und zu bleiben. Das ist die beste Prophylaxe, denn Selbstsorge ist der Schlüssel zur Gesundheit, zum Heil-Sein.

3.3 Input

Die Psychohygiene befasst sich mit der Theorie und Praxis des psychischen Gesundheitsschutzes mit dem Ziel, die Erhaltung und Erlangung psychischer Gesundheit zu ermöglichen. Ihr Begriff wurde erstmals vom deutschen Psychiater Robert Sommer verwendet und hauptsächlich aus praktischen Bedürfnissen und Erwägungen heraus entwickelt.

Im Laufe des Tages ist jeder Mensch einer ganzen Reihe von psychischen Belastungen ausgesetzt, z. B. Verkehrschaos, Umweltbelastungen, Stress am Arbeitsplatz, Selbstverletzungen, Selbstbeleidigungen, Kränkungen etc. Die Psychohygiene soll den Gegenpol zur alltäglichen Deformation darstellen und äußeren sowie inneren Belastungen präventiv und kurativ entgegenwirken.

Die Selbstverneinung kann zur Selbstvernichtung als schwer therapierbare Krankheit führen. Nicht selten wird sie durch Institutionen, Politik, Religionen und Gemeinschaften gefördert sowie durch Schuldgefühle, einen falsch verstandenen Perfektionismus und die erlernte Haltung einer dualistischen, schwarzweiß charakterisierten Weltsicht. Die Ratio, die Verstandesebene, steht dabei im Vordergrund.

Der Zusammenhang zwischen Psyche und Gesundheit ist mittlerweile wissenschaftlich erwiesen. Es gibt einen eigenen medizinischen Forschungszweig, die sich mit diesem befasst, die Psychoneuroimmunologie. Bei Krankheiten ist es wichtig wahrzunehmen, welche Beschwerden vorliegen und welche Heilmethoden auch die klassische Medizin anzubieten hat. Es gilt, mit dem eigenen Körper im guten Kontakt zu sein, auf ihn zu hören, Bedürfnisse wahrzunehmen und diese auch handelnd umsetzen.

Der heutige Mensch braucht mehr denn je seelische und geistige Hygiene sowie das Eingebundensein in etwas Größeres, das die Lebens- und Glaubensfreude stärkt. Gut zu sich sein, ist eine Aufgabe, an der jeder ein Leben lang zu arbeiten hat.

Die Begriffe Selbstwertgefühl und Selbstmitgefühl sind noch zu beleuchten. In den 1980er-Jahren galt das Selbstwertgefühl als eine Art Wunderwaffe gegen Minderwertigkeitsgefühle. Selbstwertgefühle sind abhängig von Bewertungen, Selbstmitgefühl ist wertfrei und ständig verfügbar.

Eine Menge Selbstwertgefühl ist vorhanden, wenn in unserem Leben alles oder zumindest viel gut läuft und unsere Mitmenschen uns mögen. Wenn etwas misslingt oder Fehler sich ergeben, kann eine freundliche, durch Selbstmitgefühl unterstützende Haltung eingenommen werden, die darauf hinweist, dass Fehlschläge und Unvollkommenheit zur menschlichen Erfahrung gehören. Beim liebevollen Reden mit sich selbst, ähnlich wie mit einem Kind oder einem Freund, ist das eine emotionale Unterstützung, die wohltuend und ermutigend wirkt.

Das Selbstwertgefühl lässt uns im Stich, wenn uns etwas misslingt und wir von unserer Umwelt Ablehnung erfahren. Selbstmitgefühl dagegen beinhaltet keine Selbstbewertung, sondern bedeutet einfach nur den liebevollen und verständnisvollen Umgang mit sich selber. Mit der Einsicht, dass es schwierig sein kann, ein menschliches Wesen zu sein. Selbstmitgefühl springt genau in dem Moment in die Bresche, in dem das Selbstwertgefühl kämpfend nach Hilfe sucht und sich enttäuscht verabschiedet. Das Selbstwertgefühl ist ein Schönwetterfreund, der nur in guten Zeiten präsent ist im Unterschied zum Selbstmitgefühl, das wie ein guter Freund immer da ist und mich nie verlässt.

3.4 Vertiefungstexte

Unterschiedliche Sichtweisen
Ein europäischer Reisender kommt an einen Südseestrand. Er findet dort einen Fischer vor, der, wohlig im Schatten seines Bootes ruhend, Siesta hält.
Wann wirst du wieder hinausfahren? fragt der Reisende.
Keine Ahnung, erwidert der Fischer.
Wie oft fährst du denn überhaupt hinaus? fragt der Reisende weiter.
Das kommt drauf an, murmelt der Fischer und zieht sich den Sonnenhut tiefer in die Stirn.
Worauf? Ob es mir grade passt.
Aber hier gibt es doch so viele Fische! Wenn du, sagen wir, acht Stunden am Tag fischen würdest, könntest du pro Tag bis zu 100 Euro verdienen, das macht im Monat…
Er rechnet und rechnet.
Und was hab ich dann davon? fragt der Fischer.
Dann könntest du dich am Wochenende an den Strand legen und deine Freizeit genießen.
Das tue ich doch grade, sagt der Fischer.
Quelle unbekannt

Zwei Freunde
Zwei Freunde gingen durch die Wüste.
An einem bestimmten Punkt ihrer Reise hatten sie eine Auseinandersetzung, und einer der Freunde gab dem anderen eine Ohrfeige.
Der Geschlagene war zutiefst verletzt, aber ohne ein Wort zu sagen, schrieb er in den Sand: »Heute schlug mich mein bester Freund ins Gesicht.«
Sie gingen weiter, bis sie auf eine Oase stießen, und sie beschlossen, ein Bad zu nehmen. Der, der geschlagen worden war, rutschte aus und begann zu ertrinken, und der andere rettete ihn.
Nachdem er sich von dem Schrecken erholt hatte, schrieb er auf einen Stein: »Heute rettete mein bester Freund mein Leben.«

Der, der seinen Freund gerettet und geschlagen hatte, fragte ihn: »Warum schriebst Du in den Sand, nachdem ich dich geschlagen hatte, und schreibst nun auf einen Stein?« Lächelnd erwiderte der andere Freund: »Wenn uns ein Freund verletzt, sollten wir es in den Sand schreiben, wo die Winde der Vergebung dafür sorgen, dass es verweht und ausgelöscht wird. Wenn jedoch etwas so Großartiges passiert, sollten wir es in den Stein der Erinnerung in unserem Herzen meißeln, wo der Wind es nicht auslöschen kann.«
Quelle unbekannt

Auszug aus einem Mantra des Dalai Lama
Sei achtsam mit dir selbst. Sei achtsam mit anderen.
Erinnere dich daran, dass es manchmal ein wunderbarer Glücksfall sein kann, nicht zu bekommen, was du dir wünschst.
Verbringe jeden Tag eine Zeit lang alleine.
Öffne dich der Veränderung, aber vergiss nicht deine Werte.
Erinnere dich daran, dass Stille manchmal die beste Antwort ist.
Lebe ein gutes, ehrenhaftes Leben, denn wenn du älter bist und zurückdenkst, wirst du fähig sein, dich ein zweites Mal daran zu erfreuen.
Beurteile deinen Erfolg danach, was du dafür aufgegeben hast, um ihn zu erringen.
Nähere dich der Liebe mit unaufhörlicher Anstrengung.

Animation von Waldspaziergängen
Der Wald hat seine Geheimnisse, nicht nur im Märchen und in alten Volksliedern. Bei einer Waldwanderung kann ich sie spüren: die Stille, das bergende Dunkel, zwitschernde Vögel, summende Insekten, den Wald, sanft rauschend, die Majestät der Bäume. Ich bin umgeben vom Geheimnis der Schöpfung.
Aber auch jeder Mensch trägt ein Geheimnis in sich. Es ist leise, es drängt nicht auf. Wir lieben mehr das Oberflächliche, Spannende, Unterhaltende. Wenn nichts Besonderes passiert, kommt uns so ziemlich alles langweilig vor. Unser Leben ist aber nicht leer, wir haben von lauter Äußerem das Innere vergessen. Es wird höchste Zeit, »in den Wald zu gehen«, das heißt, in der Stille der Einsamkeit, um das Geheimnis zu spüren, das wir selbst sind, um wieder zu uns selbst zu kommen.
Quelle unbekannt

Ich bin ich
Auf der ganzen Welt gibt es niemanden, der genauso ist wie ich. Manche Menschen gleichen mir in einiger Hinsicht, doch niemand ist ganz genauso wie ich. Deshalb ist alles, was ich hervorbringe, völlig authentisch mein Eigenes, denn ich allein habe entschieden, dass es so ist, wie es ist.
Alles an mir gehört mir: Mein Körper und alles, was er tut; mein Geist und all seine Gedanken und Ideen; meine Augen und alle Bilder, die sie schauen; meine Gefühle, welche es auch sein mögen: Wut, Freude, Frustration, Liebe, Enttäuschung und Erregung; mein Mund und alle Worte, die er hervorbringt: höfliche, angenehme und harte, zutreffende und unzutreffende; und alles, was ich tue, ob es sich auf andere oder auf mich selbst bezieht.
Ich kann sehen, hören, fühlen, sprechen und handeln. Ich bin in der Lage zu überleben, anderen nahe zu sein, produktiv zu sein und die Welt der Menschen und Dinge um mich herum in einem sinnvollen und geordneten Zusammenhang zu erleben. Ich gehöre mir und kann mich deshalb auch selbst steuern.
Ich bin ich, und ich bin okay.
Virginia Satir, Familientherapeutin

3.5   Lied

Ich will mit mir in den Urlaub fahren
ich hol mich ab vor meiner Tür
will ungestört an meiner Seite sein
nur mit mir.

Lad mich auch gern mal ins Kino ein
ich koch für mich und schenk mir was
les mir was vor und bleib mit mir allein
nur so zum Spaß.

Ich bin total in mich verliebt
keiner liebt mich so wie ich
ich bin so froh, dass es mich gibt
keiner liebt mich so wie ich
und nur bei mir bin ich schön
keiner liebt mich so wie ich
ich will mich um mich selber drehen
keiner liebt mich so wie ich
niemand kann mich wie ich verstehen.
Herbert Grönemeyer

3.6   Bedenkenswertes

- Was mache ich mit mir, wenn ich alte Verletzungen nachtrage?
- Es ist nicht möglich, den andern zu verändern.
- Ich kann nur mich verändern, dann verändert sich die Situation.
- Wenn ich mit dem Finger auf den andern zeige, zeigen drei Finger auf mich selbst.
- Ich gestalte mein Leben!
- Wer nicht genießen kann, wird ungenießbar. Sich selber feiern.
- Glücklich ist, wer auch ohne Geld immer noch Humor behält.
- Entdecke dein eigenes Selbst!
- Selbstlos bedeutet, das Selbst verlieren.
- Authentisch sein, zu seinen Gefühlen stehen.
- Wer sich selbst pflegt, kann andere pflegen.
- Selbstheilungskräfte mobilisieren.
- Meine Schwächen sind mir sympathisch. Ich bin gut zu mir.
- Selbstmitgefühl statt Selbstoptimierung
- Körpersignale ernst nehmen und entsprechend bearbeiten
- Ich akzeptiere mich genau so, wie ich jetzt im Moment bin.
- In vielen alten Menschen schlummern Schätze. Nehmen wir uns Zeit, diese zu entdecken.
- Wer immer nur für andere da ist und nie für sich selbst sorgt, der zerstört sich selbst.

- Wer den Tag mit einem Lachen beginnt, hat ihn bereits gewonnen.
- Ein Schwerkranker schreibt: Lebe den Augenblick, vergiss die Vergangenheit und die Zukunft.
- Dem andern kann ich nicht helfen, sondern nur unterstützen, ermutigen und begleiten.
- Ich achte auf die Botschaften meines Körpers.
- Ich danke meinem Körper für die wundervollen Dienste, die er tagtäglich leistet.
- Ich atme ein, ich nehme schöpferische Kraft zu mir, ich atme aus und lasse los.
- Ich liebe und akzeptiere mich voll und ganz, so wie ich bin.
- Älter werden ist harte Arbeit, eine andere als früher, keine Überbeschäftigung, sondern Zeit haben, sich Zeit nehmen, für sich selbst zum Nachdenken, zum Rückblick über das vergangene gelebte und nicht gelebte Leben; Zeit um sich zu versöhnen.
- Sinnerfüllung ist keine Altersfrage, sondern eine Lebensfrage.

Es kommt nicht darauf an, wie alt du bist; es kommt darauf an, wie du alt bist.
Maria Dressler

Wer sich selbst hasst, den haben wir zu fürchten, denn wir werden die Opfer seines Groll und seiner Rache sein. Sehen wir also zu, wie wir ihn zur Liebe zu sich selbst verführen.
Friedrich Nietzsche

Die Seele nährt sich von dem, an dem sie sich erfreut.
Aurelius Augustinus

Das Leben eines Menschen ist das, was seine Gedanken daraus machen.
Marc Aurel

Lob ist eine gewaltige Antriebskraft, deren Zauber seine Wirkung nie verfehlt.
Andor Foldes

Sich selbst zu lieben ist der Beginn einer lebenslangen Romanze.
Oscar Wilde.

Hast du keine Zeit, bist du ärmer als ein Bettler.
Aus China

Der Arzt *Albert Schweitzer* sagte, dass jeder Kranke in seinem Inneren einen Arzt besitzt. Da der Kranke dies nicht weiß oder es nicht versteht, diesen inneren Arzt zu aktivieren, geht er zu einem Arzt und fragt diesen, was er tun könne. »Das Beste«, so Albert Schweitzer, »was wir tun können, ist, diesem Arzt, der im Innern jedes einzelnen wohnt, eine Gelegenheit zur Wirkung zu geben.«

Ich möchte, dass man mit mir vom Leben spricht und nicht von der Krankheit. Ich möchte, dass man mich mit Respekt und Liebe behandelt, als ein Subjekt und nicht als Objekt. Ich möchte, dass man mich als lebendig ansieht und nicht als tot.
Vérène Zimmermann[5]

---

5 Zimmermann, Vérène & Bourcart, Noémi (1989). Die Pflege von dementen Betagten. Zürich: Schulthess.

3.7 Erlebtes aus der Praxis

In Gesprächen und beim Qualifizieren von Alltagsbegleiter wird folgende Übung angeregt.

Setze dich vor einen Spiegel, in dem du dich gut sehen kannst. Schaue dir selbst in die Augen und nenne deinen Namen mit der Ergänzung »Ich bin einmalig und ein wertvoller Mensch. Ich mag mich!«

Mache dir keine Sorgen, wenn du diese Übung unmöglich findest. Es fällt tatsächlich vielen Menschen schwer, sich auf diese Weise selbst etwas Nettes zu sagen. Wir lernen »Eigenlob stinkt«, denn sich selbst zu loben, Freude an sich zu haben, wird als egozentrisch bzw. egoistisch angesehen und erlebt. Das Eigenlob jedoch ist tatsächlich eine wichtige Voraussetzung, authentisch zu loben, was im Umgang mit Menschen mit Demenz von zentraler Bedeutung ist. Ab sofort heißt es »Eigenlob stimmt«. Das ist die Basis für ein zufriedenes und erlebnisreiches Leben. Um andere zu lieben, ist der erste Schritt sich selber lieben zu können.

3.8 Persönliche Stellungnahme

Ich kann es bestätigen, dass es ein mühsamer Weg ist, sich selbst mit allen unterschiedlichen Facetten anzunehmen, sich zu bejahen, sich zu akzeptieren, zu tolerieren, um Fehlerfreundlichkeit einzuüben. Solches unkonventionelle Verhalten schockiert. Das Aus-der-Reihe-Tanzen ist nicht gesellschaftskonform und verunsichert. Ich meide die Flügelstutzer, die »Zeitstehler«, die, die beim halbleeren Glas stehen bleiben und das Schwere noch schwerer machen. Ich versuche mich selbst zu ermutigen mit dem Text »Ein neuer Tag, den du mir gibst, an dem ich sehen kann wie du mich liebst.«

3.9 Selbstreflexion

Was hat mich in dieser Einheit angesprochen oder geärgert?
Wie kann ich gut für mich selber sorgen?
Welche Fragen stehen noch im Raum?
Wie kann ich besser für mich sorgen?
Welche Bedürfnisse und Wünsche will ich erfüllen?

4 Selbstreflexion – Existenzielle Fragen erörtern

4.1 Einleitung

Jeder, der sich die Fähigkeit erhält,
Schönes zu erkennen, wird nie alt werden.
Franz Kafka

4.2 Ziele mit Fragen

- Selbsterfüllende Prophezeiung erkennen und vermeiden
- Endlichkeit bejahen und sich damit anfreunden
- Wertvolles in jeder Lebensphase entdecken
- Aufzählen, was noch möglich ist
- Das Dasein einüben

Fragen, die sich existenziellen Angelegenheiten annähern, um eigene, nicht abschließende, sondern zukunftsoffene Antworten zu finden.

- Bewahrt uns die Fähigkeit, Schönes zu erkennen vor dem Älterwerden?
- Sind wir den Prozessen des Älterwerdens ausgeliefert?
- Wie wollen wir älter werden?
- Was dürfen oder müssen wir loslassen, zurücklassen?
- Was gewinnen wir im Älterwerden?

Man kann gegen Wellen ankämpfen oder sich von ihnen in die Zukunft tragen lassen.
Quelle unbekannt

Der Kerngedanke ist, ganzheitliches Sehen einzuüben, Erleben zu ermöglichen, sowie sich existenziellen Fragen zu nähern, um sich damit anzufreunden.

Die ausgesuchten Themen Älterwerden, Endlichkeit und Spiritualität, die wie eine Triade sind und zum Leben gehören, sind eine gegenseitige Ergänzung. Häufig wird viel Kraft eingesetzt, um diese Phasen zu bekämpfen, zu verneinen und nicht wahr haben zu wollen. In unserer Gesellschaft dominiert die Anti-Aging-Bewegung und das »Forever Young«-Sein. Pro-Aging ist, Raum zur Entfaltung zu geben und die Endlichkeitsfrage, die oft tabuisiert wird, zu bearbeiten, um Vertrautheit zu ermöglichen und Ängste abzubauen.

Älter werden ist keine körperliche Arbeit, aber es ist eine ganz persönliche anstrengende, harte Herausforderung, sofern die Bereitschaft besteht, sich diesen Fragen zu stellen. Joachim Fuchsberger hat das Buch«Alt werden ist nichts für Feiglinge» geschrieben und damit ins Schwarze getroffen.

Das Leistungsdenken steht nicht im Vordergrund, sondern die Auseinandersetzung mit sich und seinem Leben, mit den Fragen: Woher? Wohin? Wer sich von diesen Themen distanziert, entzieht sich der Eigenverantwortung. Der eigene Lebensweg kann bis über den Tod hinaus persönlich gestaltet werden und sollte nicht, wie so oft, den Angehörigen und der Gesellschaft überlassen werden. Es braucht Mut und echte Demut, sich mit kommenden Lebensphasen zu beschäftigen. Ein guter Lehrmeister ist die Natur mit dem immer wiederkehrenden Kreislauf der Jahreszeiten. Alles ist im Fluss. Jede Jahreszeit hat etwas besonders Kostbares, sofern wir breit sind, die täglichen Wunder zu entdecken, zu sehen und zu verinnerlichen.

Nicht die Lebensquantität, sondern die Lebensqualität ist entscheidend. Lebenssatt zu werden ist die anzustrebende Haltung. Die wahren Kostbarkeiten des Lebens können nicht gekauft werden. Sie werden geschenkt und sind kostenlos.

Mit Geld kannst du ein Haus kaufen, aber kein Zuhause.
Mit Geld kannst du eine Uhr kaufen, aber nicht die Zeit.
Mit Geld kannst du ein Bett kaufen, aber keinen Schlaf.
Mit Geld kannst du ein Buch kaufen, aber nicht das Wissen.
Mit Geld kannst du einen Arzt kaufen, aber nicht die Gesundheit.
Mit Geld kannst du eine Position kaufen, aber nicht den Respekt.
Mit Geld kannst du Blut kaufen, aber kein Leben.
Mit Geld kannst du Sex kaufen, aber keine Liebe.
Das Wesentlichste im Leben ist immer kostenlos.
Quelle unbekannt

Kostbarkeiten des Lebens
Unser Leben hält für uns bereit
viele kleine Kostbarkeiten,
so nimm dir jeden Tag die Zeit,
zu sehen diese Herrlichkeiten.
Die Sonne, die am Morgen aufgeht,
alles Leben zum Erwachen küsst,
der Wind, der deine Sorgen fortweht,
gar manche Stund' dir so versüßt.
Es ist die Blume, die erwacht,
aus einem winzig kleinen Samen,
mit ihrem Lächeln froh dich macht,
befreit aus kleinen Lebensdramen.
Drum überschau noch heut dein Leben,
wirf Ballast ab, den brauchst du nicht,
geschenkt wird dir, umsonst gegeben,
was kostbar ist und hat Gewicht.
Eleonore Görges

4.3   Input

In der Altersforschung wird die Altersgeneration in »alte Alte« eingeteilt, die Unterstützung brauchen und pflegebedürftig sind, und in »junge Alte«, die aktiv, engagiert, vielseitig interessiert, körperlich und geistig leistungsfähig sind. Jugend hat Schulpflicht. Weshalb werden nicht Ältere prophylaktisch auf diese bevorstehenden Lebensabschnitte vorbereitet, um »pflegeleicht« zu werden und sich an der demografischen Entwicklung aktiv zu beteiligen?

Bis etwa in das Jahr 1970 zählte man Menschen mit 50 Jahren zum alten Eisen, heute sind es die 80-Jährigen. Aber wie bei allem bestätigen auch hier Ausnahmen die Regel. Es gibt junge Menschen, die in ihren Verhaltensweisen uralt und Menschen, die über 80 Jahre sind und vor Vitalität strotzen. Kritisch gemeinte Bemerkungen wie »Du in deinem Alter willst noch …«, »Du musst ruhiger werden …«, »Das kannst du nicht, denk an dein Alter …« sind zu überhören und stattdessen als Kompliment anzusehen. Denn das gängige Bild vom »Alten«, vom Defizitären, trägt nicht mehr, sondern das Im-Herzen-jung-Sein überwiegt.

> Alter zählt nicht nur nach Jahren
> Auch nicht nach grauen Haaren
> Jung ist, wer da singt und lacht
> und sich und andern Freude macht.
> *Quelle unbekannt*

Lebenskunst ist, sich mit existenziellen Lebensfragen zu beschäftigen. Viele haben Angst, sich dieser Herausforderung zu stellen, sich mit ihrer Lebensbilanz zu konfrontieren, weil sie oft ihre eignen größten Kritiker sind. Sie können sich selbst und anderen schlecht verzeihen. Ballast wird nachtragen, anstatt sich zu entlasten und diese abzuwerfen.

Wie gut, dass Hospiz-Bewegung und Palliativ Care Möglichkeiten eröffnen, den Endlichkeitsprozess unseres Lebens individueller zu gestalten und zu erleichtern. Ziel von Palliative Care ist, die Lebensqualität von Betroffenen, die mit einer lebensbedrohlichen Erkrankung konfrontiert sind, und deren Angehörigen zu verbessern und deren Belastungen zu mildern. Neben körperlichen Leiden quälen diese Menschen auch seelische, psychosoziale und spirituelle Sorgen und Nöte.

In der Betreuung schwerkranker Menschen und ihrer Angehörigen sind alle Ebenen zu berücksichtigen. Begleitende werden darin unterstützt, auf den zu Pflegenden individuell einzugehen, Nöte zu erkennen und zu lindern und Bedürfnisse nach Möglichkeit zu erfüllen.

Schon wenn Menschen ahnen, dass sie eine unheilbare Erkrankung haben, beginnen sie zu trauern. Mit der Diagnose rücken Endlichkeit sowie existenzielle Fragen in den Vordergrund. Beziehungen und ihre Tragkraft, Werte und Hoffnungen stehen auf dem Prüfstand. In der psychosozialen Begleitung geht es um die Stärkung des Selbstwertgefühls und damit um die Anerkennung der Lebensleistung der Betroffenen in ihren unterschiedlichsten Lebensphasen, ob gesund oder krank, jung oder alt. Spiritualität und Religion unterstützen in diesen schwierigen Situationen, geben Halt, fördern Zufriedenheit und geben Anstöße und Kraft, inneren Frieden zu finden, um mutig und getrost den Weg weiterzugehen. Die Spiritualität eines Menschen hat dabei nicht immer mit Religion/Konfession zu tun. Sie besteht häufig aus einem Patchwork verschiedener kultureller, ethischer und religiöser Einflüsse, die von einem individuellen, unfassbaren Faden zusammengehalten werden.

An den vorhandenen Ressourcen der betroffenen Menschen ist anzuknüpfen. Manche haben einen starken Bezug zur Natur oder leben von Kindheitserinnerungen und vertrauten Ritualen und die eigene Spiritualität ist zu pflegen. Die Überzeugung und Fähigkeit, eine eigene ethisch fundierte Orientierung und Identität für sich und für sein Verhalten auch im Sinne einer »Lebenskunst« zu behalten, ist eine höchstpersönliche Aufgabe eines jeden Menschen, die einem niemand abnimmt.

4.4   Vertiefungstexte

Wenn ich einst...
Wenn ich einst nicht mehr weiß, wer ich bin
und wenn ihr mir fremd geworden seid.
Wenn ich einst diese Welt nicht mehr verstehe
und in eine andere, in meine, gehe.
Wenn ich einst eure Worte nicht mehr verstehe
und euer Handeln mich erschreckt,
dann schaut mich mit Liebe an.
Lasst mich der Mensch sein,
der ich geworden bin,
lasst mich in der Welt leben,
die ich gewählt habe.
Gebt mir das Gefühl
der Geborgenheit und Liebe,
denn gesegnet ist der Mensch,
der anderen mit Liebe begegnet!
Karin Laube

Gebet eines Seniors
Herr, erhalte mich liebenswert!
Herr, Du weißt es besser als ich, dass ich von Tag zu Tag älter werde.
Bewahre mich vor der großen Leidenschaft, die Angelegenheiten anderer ordnen zu wollen.
Lehre mich, nachdenklich, aber nicht grüblerisch, hilfreich, aber nicht diktatorisch zu sein.

Bei meiner ungeheuren Ansammlung von Weisheit tut es mir Leid, sie nicht weiterzugeben, aber Du verstehst, Herr, dass ich mir ein paar Freunde erhalten möchte.

Lehre mich schweigen, über meine Krankheiten und Beschwerden.
Sie nehmen zu – und die Lust, sie zu beschreiben, wächst von Jahr zu Jahr.

Ich wage nicht, die Gabe zu erflehen, mir Krankheitsschilderungen anderer mit Freude anzuhören, aber lehre mich, sie geduldig zu ertragen.

Ich wage auch nicht, um ein besseres Gedächtnis zu bitten – nur um etwas mehr Bescheidenheit und etwas weniger Bestimmtheit, wenn mein Gedächtnis nicht mit dem der anderen übereinstimmt.

Lehre mich die wunderbare Weisheit, dass ich mich irren kann.
Erhalte mich so liebenswert wie möglich.
Ich weiß, dass ich nicht unbedingt ein Heiliger bin, aber ein alter Griesgram, ist das Krönungswerk des Teufels.

Lehre mich, an anderen Menschen unerwartete Talente zu entdecken, und verleihe mir, Herr, die schöne Gabe, sie auch zu erwähnen.
Quelle unbekannt

Die Bohne
Dieser Graf wurde sehr, sehr alt, weil er
ein Lebensgenießer par excellence war.
Er verließ niemals das Haus,
ohne eine Hand voll Bohnen einzustecken.

Er tat dies,
um die schönen Momente des Tages
bewusst wahrzunehmen und
sie besser zählen zu können.

Für jede positive Kleinigkeit,
die er tagsüber erlebte
zum Beispiel: einen fröhlichen Plausch auf der Straße,
das Lachen einer Frau,
ein Glas guten Weines –
für alles, was die Sinne erfreut,
ließ er eine Bohne
von der rechten in die linke Jackettasche wandern.

Abends saß er zu Hause und
zählte die Bohnen aus der linken Tasche.
Er zelebrierte diese Minuten.
So führte er sich vor Augen,
wie viel Schönes
ihm an diesem Tag widerfahren war

und freute sich.
Sogar wenn er bloß eine Bohne zählte,
war der Tag gelungen –
es hatte sich zu leben gelohnt!
Quelle unbekannt

Der Tod
Der Tod kann auch freundlich kommen zu Menschen,
die alt sind, deren Hand nicht mehr festhalten will,
deren Augen müde werden, deren Stimme nur sagt:
Es ist genug. Das Leben war schön.
Quelle unbekannt

95

Abschied
Der Tod hat keine Bedeutung.
Ich bin nur nach nebenan gegangen.
Ich bleibe, wer ich bin, und auch Ihr bleibt dieselben zusammen.
Was wir einander bedeuten, bleibt bestehen.
Nennt mich bei meinem vertrauten Namen.
Ich bleibe, wer ich bin, und auch Ihr bleibt dieselben zusammen.
Was wir einander bedeuten, bleibt bestehen.
Sprecht in der gewohnten Weise von mir und ändert Euren Tonfall nicht.
Hüllt euch nicht in Mantel aus Schweigen und Kummer,
lacht wie immer über kleine Scherze, die wir teilen.
Sprecht in der gewohnten Weise von mir und ändert Euren Tonfall nicht.
Wenn Ihr von mir sprecht, so tut es ohne Reue und jegliche Traurigkeit.
Leben bedeutet immer nur Leben – es bleibt bestehen – immer – ohne
Unterbrechung.
Ihr seht mich nicht, aber in Gedanken bin ich bei euch
– irgendwo ganz in der Nähe – nur ein paar Straßen weiter.
Henry Scott Holland

Vor meinem eigenen Tod ist mir nicht bang,
nur vor dem Tod derer, die mir nahe sind.

Wie soll ich leben, wenn sie nicht mehr da sind?
Allein im Nebel taste ich tot entlang und lass
mich willig in das Dunkle treiben.

Das Gehen schmerzt nicht halb so wie das Bleiben.

Der weiß es wohl, dem gleiches widerfuhr –
und die es tragen, mögen mir vergeben.

Bedenkt, den eigenen Tod, den stirbt man nur,
doch mit dem Tod der andern muss man leben.
Mascha Kaleko

4.5   Lied

Es ist alles nur geliehen hier
auf dieser schönen Welt.
Es ist alles nur geliehen aller
Reichtum, alles Geld.
Es ist alles nur geliehen, jede
Stunde voller Glück.
Musst du eines Tages gehen,
lässt du alles hier zurück.

Man sieht tausend schöne Dinge,
und man wünscht sich dies und das.
Nur was gut ist und was teuer,
macht den Menschen heute Spaß.
Jeder will noch mehr besitzen,
zahlt er auch sehr viel dafür.

Keinem kann es etwas nützen,
es bleibt alles einmal hier.
Jeder hat nur das Bestreben,
etwas Besseres zu sein.
Schafft und rafft das ganze Leben,
doch was bringt es ihm schon ein?

Alle Güter dieser Erde,
die das Schicksal dir verehrt,
sind dir nur auf Zeit gegeben und
auf Dauer gar nichts wert.
Darum lebt doch euer Leben,
Freut euch auf den nächsten Tag.

Wer weiß schon auf diesem Globus,
was das Morgen bringen mag?
Freut euch an den kleinen Dingen,
nicht nur an Besitz und Geld.
Es ist alles nur geliehen hier
auf dieser schönen Welt.
Heinz Schenk

4.6   Bedenkenswertes

- Wer kämpft, kann verlieren. Wer nicht kämpft, hat schon verloren!
- Wer immer gegen das Älterwerden kämpft, wird stets unglücklich sein, denn es geschieht sowieso.
- Immer entdecken, was ich noch kann und nicht aufzählen, was ich nicht mehr kann!
- Ich überlasse mich der verwandelnden Kraft der Liebe.
- Ich bin ein offener Kanal für kreative Energien.
- Nur im Augenblick ist das Leben anzutreffen.
- Freunde sind Sterne, die kannst du nicht immer sehen, aber sie sind immer da.
- Ein Wassertropfen aus dem Meer ist nicht das Meer, es beinhaltet das Meer.
- Hast du dich heute bei deinem Schutzengel bedankt?
- Ich bin ein Schmetterling, fliege und genieße.
- Ich entdecke die Stille hinter der Stille.
- Ich gehe achtsam mit mir um.
- Aus dem Alter ein Kunstwerk machen.
- Lustvoll den Augenblick genießen.
- Mut, Neugier, Fremdes kennenlernen.
- Andere Blickrichtung durch Experimentieren einüben.
- Sich ent-ordnen und seine Biographie ordnen.
- Sich mit sich selber versöhnen.
- Weine nicht, weil es vorbei ist, sondern lächle, weil es schön war.

- Man wird nie neues Land entdecken, wenn man immer das Ufer im Auge behält.
- Die meisten Menschen haben Angst vor dem Tod, weil sie nicht genug aus ihrem Leben gemacht haben.
- Veränderungen können in jedem Augenblick geschehen.
- Du kannst dein Leben weder verlängern noch verbreitern, nur vertiefen.

Wenn wir wüssten, wie kurz unser Leben ist, würden wir uns gegenseitig mehr Freude machen.
Ricarda Huch

Der Mensch hat keine Zeit, wenn er sich nicht Zeit nimmt, Zeit zu haben.
Ladislaus Boros

Denke nicht so oft an das, was dir fehlt, sondern an das, was du hast.
Mark Aurel

Jeder, der die Fähigkeit erhält, Schönes zu erkennen, wird nie alt werden.
Franz Kafka

Alles geht vorüber. Das einzig Unveränderliche ist die Veränderlichkeit.
Peter Ustinov

Sieh auf dein Innerstes!
Denn da ist die Quelle des Guten,
die stets wieder aufsprudeln kann,
wenn du wieder nachgräbst.
Marc Aurel

Im Herbst beim kalten Wetter, fallen die Blätter
Donnerwetter
Im Frühjahr, dann sind sie wieder dran.
Sieh einmal an.
Heinz Erhardt

4.7   Erlebtes aus der Praxis

Dieser Rundbrief (unverändert) ist mir über Bekannte zur Verfügung gestellt worden. Ihre Verfasserin ist seit einigen Jahren an ALS (Amyotrophe Lateralsklerose) erkrankt.

»liebe freundinnen und freunde, liebe verwandte. Ich wünsche euch von herzen ein gutes neues jahr. vor allem danke Ich euch für die lieben geschenke, briefe und karten zum geburtstag und zu weihnachten. Ich habe so viel post bekommen, dass Ich unmöglich einem jeden von euch schreiben kann. ihr habt euch auch an uli gewandt, er hat mir alles vorgelesen. habe mich jeden tag auf post gefreut. der computer hilft mir enorm für die kommunikation. sonst wäre es ganz aus.
Ich kann nicht sprechen und mit der hand kaum schreiben. ihr wisst ja alle, wie Ich dran bin. am meisten trifft mich das musizieren, es geht nichts mehr. trotz allem habe

Ich ein schönes leben. so seltsam das auch klingen mag. Ich habe viel schöne erinnerungen, bekomme häufig besuch und kann mit unserem gebrauchten caddy mit dem rollstuhl über eine rampe hineinfahren. besonders dankbar bin Ich uli und meinen vier pflegerinnen, die sich abwechseln und mich rührend versorgen. an silvester geschah etwas lustiges. durch die krankheit einer pflegerin wurde Ich gefragt, ob Ich einen mann akzeptiere. Ich sagte ja, und wer kam. der schwarze james aus kenia, der seine arbeit gut machte. so, jetzt habe Ich genug geschrieben. lasst euch herzlich grüßen von eurer heide«

Eine Bewohnerin einer Pflegeeinrichtung offenbarte sich, als ihre Tischnachbarin gestorben war, dass sie sich durch diese Erzählung mit der Endlichkeit angefreundet habe.

Hindenburg war sehr krank. Der berühmte Sauerbruch besuchte ihn.
Hindenburg fragte ihn: Geht der Freund Hain schon um das Haus?
Sauerbruch antwortete: Er ist schon im Zimmer.
Erzählung einer Bewohnerin

4.8   Persönliche Stellungnahme

Auch ich habe mich mit dem Tod durch einen Blickrichtungswechsel angefreundet. In meiner Jugend wurde der Tod nach dem Bild von Albrecht Dürer »Ritter, Tod und Teufel« dargestellt. Der Tod, ein Skelett mit Sense. Vor Jahren besuchte ich das Musical »Elisabeth«. Bei dieser Aufführung kam ein junger, hübscher Jüngling vom Himmel auf die Bühne. Er war so charmant, dass der Wunsch in mir geweckt wurde, mit ihm zusammen in den Tod zu tanzen. Hoffentlich denke ich an dieses Bild, wenn ich in dieser Lebensphase bin.

4.9   Selbstreflexion

Was hat mich in dieser Einheit angesprochen oder geärgert?
Welche Schritte werde ich gehen?
Welche Fragen stehen noch im Raum?
Wie kann ich besser für mich sorgen?
Welche Bedürfnisse und Wünsche will ich erfüllen?

5 Selbstliebe – den Blickrichtungswechsel leben

5.1 Einleitung

Man wird nicht alt,
weil man eine gewisse
Anzahl Jahre gelebt hat.
Man wird alt, wenn man
seine Ideale aufgibt.
Jung ist,
wer noch staunen und
sich begeistern kann.
Ihr seid so jung wie euer Glaube
und eure Hoffnung
und so alt wie eure Zweifel
und eure Niedergeschlagenheit.
Mc Arthur

Altwerden ist keine Katastrophe,
Älterwerden muss kein Unglück sein.
Lerne alt werden mit einem jungen Herzen.
Das ist die ganze Kunst.
Quelle unbekannt

5.2 Ziele mit Fragen

- Persönliche Haltung überprüfen
- Zwischen vertikaler und horizontaler Sichtweise pendeln
- Grenzüberschreitungen wagen
- Macht- und Hierarchiestrukturen erkennen
- Verantwortungsbewussten bürgerlichen Ungehorsam einüben

Fragen, die sich in diesem letzten Kapitel anbieten, um einen Anstoß zu geben, die eigenen Einstellungen, Haltungen und Verhaltensweisen zu finden.

- Welche Einstellungen und Haltungen bestimmen mich?
- Wie gehe ich mit fremdbestimmten und selbstbestimmten Grenzen um?

- Wie verhalte ich mich in Macht- und Ohnmachtsstrukturen?
- Wie mutig lebe ich Verantwortung im bürgerlichen Zusammenleben und wie kraftvoll lebe ich bürgerlichen Ungehorsam?
- Wie setze ich mich für Menschen ein, die ihre Sprechfähigkeit verloren haben?

Der Blickrichtungswechsel und die Selbstliebe sind Themen, die zeitlebens aktuell sind und für alle eine Herausforderung bedeuten. Es fällt mir schwer, mich selbst zu lieben, anzunehmen und meinen Lebensweg, der auch Schicksalsschläge, Scheitern beinhaltet, zu bejahen und wertfrei anzuerkennen. Erlebtes, Vergangenes mit seinen Verletzungen, Traumata krallen sich fest. Es ist eine schwierige Aufgabe, nicht an Narben zu kratzen, sondern ihnen wertschätzend, heilend zu begegnen.

Auf vielen Wegen und Umwegen ist der heutige Mensch auf der Suche nach sich selbst und nach Lebenssinn. Er fühlt sich oft gestresst, erlebt sich minderwertig und ungenügend, vergleicht sich mit anderen und lebt in der Dualität scheinbar unverrückbarer Gegensätze. Den Weg, die eigene Batterie, den Akku selbst aufzuladen, wird oft durch die Umgebung verhindert. Viele Ratschläge, Methoden und Techniken stehen zur Verfügung, werden angepriesen und kommerziell gehandelt und konsumiert. Der Umgang mit sich selber, die Ermutigung, eigenverantwortlich den Weg zu gehen, wird jedoch kaum eingeübt. Was nichts kostet, ist nichts wert, heißt es im Volksmund. Und doch: Bei sich selber anzufangen kostet keinen Cent.

Das halbleere Glas, das Beklagen, das zu Wenige bekommt viel Raum. Der Weg führt vom Stress zu neuem Stress, fixiert das Defizitäre und erfüllt die Selbstprophezeiung. Diesen Teufelskreis zu durchbrechen kann nur der Einzelne selbst bewirken. Das Umfeld kann lediglich den Dienst einer Hebamme leisten. Statt Kraft und Durchhaltevermögen zu geben, wird Seelenstärke entzogen. Man meint es gut, doch es tut nicht gut. *Gut gemeint ist häufig das Gegenteil von gut gemacht.*

Die Tendenz in der heutigen Gesellschaft ist die eigene Selbstvergötterung oder Selbstzerstörung. Das Mittelmaß, die innere Balance, das Maßhalten fehlen sowie das Selbstvertrauen. Den Weg zu den eigenen Schätzen und zur inneren Kraftquelle zu finden wird durch die vielen Angebote, Methoden und Techniken oft eher verbaut, statt eigene Selbstheilungskräfte zu mobilisieren.

Eigenverantwortlichkeit leben heißt, mit sich selber achtsam und wertschätzend umzugehen und auf die Bedürfnisse des Leibes, der Seele und des Geistes zu lauschen, um eine entsprechende Haltung einzunehmen. Die eigenen Schätze, die im Verborgenen liegen, sind zu entdecken und sich der immer sprudelnden Kraftquelle zu nähern.

Das bedeutet, auch die eigenen Wünsche und Bedürfnisse wahrzunehmen, zu sich selber zu stehen und gegen den Strom zu schwimmen, was anstrengend ist. Das Kleine und Unscheinbare, das Kostenlose sind Träger, die Selbstregeneration bewirken. Der Weg dahin ist lang, denn er beinhaltet ein Dranbleiben, ein Durchhalten, keine Resignation, stattdessen einen steten Neuanfang.

Wo eine gesunde Selbstliebe fehlt, da fehlt die Eigenverantwortung. Liebe ist der einzige Weg, auf dem der Mensch sich finden kann. Gott ist die Liebe und liebt auch dich, mich, uns alle in allen Lebenslagen. Wir bleiben einmalig wertvoll, denn unser Selbstkern geht nie verloren. Diese Energie umhüllt uns so, wie die Luft uns umgibt. So umhegt uns das Transzendierende.

Folgende Texte sprechen mehr als weitere Worte.

Im Schatten eines Baumes

Eine Geschichte erzählt von einem Mann, der Schwierigkeiten hat, seinen eigenen Schatten anzunehmen. Er ist tief unglücklich und will ihn hinter sich lassen. Er sagt zu sich: »Ich laufe ihm einfach davon«. Er steht auf und läuft. Jedes Mal, wenn er seinen Fuß aufsetzt, einen Schritt zu machen, folgt ihm mühelos sein Schatten. Er sagt zu sich: »Ich muss schneller laufen«. Also läuft er schneller und schneller, läuft so lange, bis er tot zu Boden sinkt.

Wäre er in den Schatten eines Baumes getreten, so wäre er seinen Schatten losgeworden. Hätte er sich hingesetzt, so hätte er keinen Schritt machen müssen, aber darauf kam er nicht.

Quelle unbekannt

Was es ist

Es ist Unsinn, sagt die Vernunft.
Es ist, was es ist, sagt die Liebe.
Es ist Unglück, sagt die Berechnung.
Es ist nichts als Schmerz, sagt die Angst.
Es ist aussichtslos, sagt die Einsicht.
Es ist, was es ist, sagt die Liebe.
Es ist lächerlich, sagt der Stolz.
Es ist leichtsinnig, sagt die Vorsicht.
Es ist unmöglich, sagt die Erfahrung.
Es ist, was es ist, sagt die Liebe.
Erich Fried

5.3 Input

Bis zum Lebensende begleitet uns die stete Herausforderung, die Blickrichtung zu wechseln und Selbstliebe einzuüben Wer ist schon bereit, einen solchen tiefgreifenden Wechsel vorzunehmen? Altes loslassen, einen Neubeginn wagen, erfordert Kraft und Mut. Lieber beim Vertrauten, Gewohnten bleiben, keine Veränderungen dulden, denn diese können Ängste, Unsicherheiten und Zweifel auslösen.

Viele der heutigen Menschen bewegen sich aus unterschiedlichsten Beweggründen wie in einem Hamsterrad. Die Gründe hierfür liegen nicht nur in Arbeitsbelastungen, sondern häufig auch im Perfektionismus und in der Ablehnung persönlicher Grenzen. Das Alles-selber-machen-Wollen, nicht auf andere angewiesen zu sein. Aber auch Strukturen, Anweisungen, Gewohnheiten, Verbote, Moral, Dogmen, die kommentarlos geduldet werden, tragen dazu bei sowie die Aussage, »da kann man nichts machen«. Eine solche Haltung schwächt den Körper, der ermüdet und sich erschöpft, seine Lebendigkeit verliert.

Wer sich im Hamsterrad dreht, treibt es oft selbst an. Das Rad kann so schnell rotieren, dass sein Ausgang nicht mehr sichtbar wird. Die Außenorientierung, die

Anerkennung von anderen, verhindern das innere Lauschen, das Sich-Spüren, Zu-sich-Stehen und Sich-selbst-Vertrauen.

Das Hamsterrad wird zu einem Selbstgefängnis. Erkennen können wir es an Aussagen wie »ich habe keine Zeit«, »ich bin immer für andere da«, «ich fühle mich für andere verantwortlich«. Menschen im Hamsterrad verbreiten regelmäßig Hektik, vermehren sich und anderen gegenüber beständig den Leistungsdruck, missachten sich selbst. Sie haben die Gabe der Muße verloren. Den Slogan »Sei nie zu faul, faul zu sein« kennen sie nicht.

Oft werden wir durch Schicksalsschläge gezwungen umzudenken. Es gibt immer wieder Situationen, die nicht verändert werden können. Diese treffen uns individuell und ganz persönlich. Es sind Erschütterungen, die zum innerlichen Chaos führen können. Der Lebensmut verblasst und der Lebenssinn geht verloren. Dennoch können solche Störungen heilsam sein, weil die in der Tiefe schlummernden Kräfte sich befreien, entfalten und wirken können. Diese prozesshafte Schwerstarbeit ist auszuhalten und durchzustehen. Es lohnt sich, denn im Rückblick kann dieser Same zu wohlschmeckenden Früchten heranwachsen, die stärken und beflügeln.

Selbstliebe ist nicht nur mit unseren Lichtseiten, sondern auch mit unseren Schattenseiten, Ecken und Kanten verbunden. Begrenzungen haben alle Menschen. Je stärker wir dies sehen und erkennen, desto besser entwickeln sich eine Bejahung und ein entsprechendes Verhalten. Es ist eine große Herausforderung und Chance zugleich, diese Negativposten nicht mehr zu verdrängen, sondern ans Licht zu bringen. Auch das ist ein Teil meiner Geschichte, zu dem ich stehe und den ich annehme. Die Gefahr besteht, sich selbst und anderen Kräfte wegzunehmen. Das wird dann sichtbar, wenn wir unsere Gespräche und Zeiteinsätze reflektieren.

Alterungsprozesse können auch ohne Frischzellen und Tinkturen verlangsamt werden. Die Einstellung zum Älterwerden ist der Schlüssel hierzu. Wer vom Defizitären des Alters überzeugt ist und das Alter mit körperlichem Verfall gleichsetzt, lebt in einer Erwartung, die häufig zu einer selbsterfüllenden Prophezeiung wird. Unser Lebenszyklus ist jedoch in Vielem stärker durch gesellschaftliche Regeln festgelegt als tatsächlich biologisch bedingt. Es ist wichtig, neue Regeln und Erwartungen für das Älterwerden zu formulieren. Dann entwickelt sich ein anderes Fühlen und Verhalten. Die Angst vor den zukünftigen Geburtstagen verstummt und die Bereitschaft, gesund, lustvoll und neugierig zu leben, nimmt zu.

Eine nachdenkliche Geschichte

Es war einmal eine Gruppe von Fröschen, die einen Wettlauf machen wollten. Ihr Ziel war es, die Spitze eines hohen Turmes zu erreichen. Viele Zuschauer hatten sich bereits versammelt, um diesen Wettlauf zu sehen und sie anzufeuern. Das Rennen konnte beginnen. Ehrlich gesagt: Von den Zuschauern glaubte niemand so recht daran, dass es möglich sei, dass die Frösche diesen hohen Gipfel erreichen konnten. Alles, was man hören konnte, waren Aussprüche wie: »Ach, wie anstrengend! Die werden sicher nie ankommen!« oder: »Das können sie gar nicht schaffen, der Turm ist viel zu hoch!«
Die Frösche begannen zu resignieren, außer einem, der kraftvoll weiter kletterte. Die Leute riefen weiter: »Das ist viel zu anstrengend! Das kann niemand schaffen!« Immer mehr Frösche verließ die Kraft und sie gaben auf, aber der eine Frosch kletterte immer noch weiter. Er wollte einfach nicht aufgeben!

Am Ende hatten alle aufgehört weiter zu klettern, außer diesem einen Frosch, der mit enormem Kraftaufwand als einziger den Gipfel des Turmes erreichte! Jetzt wollten die anderen Mitstreiter natürlich wissen, wie er das denn schaffen konnte! Einer von ihnen ging auf ihn zu, um ihn zu fragen, wie er es geschafft hatte, diese enorme Leistung zu erbringen und bis ans Ziel zu kommen.

Es stellte sich heraus: Der Gewinner war taub!

Die Moral der Geschichte: Höre niemals auf Leute, die die schlechte Angewohnheit haben, immer negativ und pessimistisch zu sein, denn sie stehlen dir deine schönsten Wünsche und Hoffnungen, die du in deinem Herzen trägst. Denke immer an die Macht der Worte, denn alles was du hörst und liest, beeinflusst dich in deinem Tun! Sei positiv und vor allem: Sei einfach taub, wenn jemand dir sagt, dass du deine Träume nicht realisieren kannst!

Quelle unbekannt

5.4 Vertiefungstexte

Die 10 Geh-bote haben mich deshalb besonders angesprochen, weil ich schon acht Mal in Spanien auf dem Jakobsweg gepilgert bin, d. h. zwei Mal die Strecke von den Pyrenäen bis Finesterre, dem sog. »Ende der Welt« an der portugiesischen Atlantikküste.

Die 10 Geh-bote
Geh
Es gibt für`s Pilgern kein besseres Fortbewegungsmittel als das Gehen.
Geh langsam
Setz dich nicht unnötig unter Leistungsdruck. Du kommst doch immer nur bei dir selber an.
Geh leicht
Reduziere dein Gepäck auf das Nötigste. Es ist ein gutes Gefühl, mit wenig auszukommen.
Geh einfach
Einfachheit begünstigt spirituelle Erfahrungen, ja es ist sogar die Voraussetzung dafür.
Geh allein
Du kannst besser in dich gehen und offener auf andere zu gehen.
Geh lange
Auf der Schnelle wirst du nichts kapieren. Du musst tage-, wochenlang unterwegs sein, bis du dem Pilgerweg allmählich auf die Spur kommst.
Geh achtsam
Wenn du bewusst gehst, lernst du den Weg so anzunehmen, wie er ist. Dies zu begreifen ist ein wichtiger Lernprozess und braucht seine Zeit.
Geh dankbar
Alles, auch das Mühsame, hat seinen tiefen Sinn. Vielleicht erkennst du diesen später.
Geh weiter
Auch wenn Krisen dich an deinem wunden Punkt treffen, geh weiter. Vertraue darauf. Es geht, wenn man geht.
Geh mit Gott
Es pilgert sich leichter, wenn du im Namen Gottes gehst. Wenn Gott in weite Ferne gerückt ist, könnten dir die 9 Geh-bote helfen, das Göttliche in dir wieder zu entdecken.

Wandel braucht Zeit
Wandel braucht Zeit
er ist nicht machbar
sondern ist wie ein Same
der in uns gelegt wird.
Manchmal dauert es
die Zeit muss reifen
der Regen fallen
bis der Same keimt
der Keimling ist ein Zeichen
das etwas neu geworden ist
doch viele Monde vergehen
bis er uns umhüllen kann
Wanel braucht Zeit
manches muss losgelassen werden
ohne Wissen was kommt
los lassen ins Vertrauen
Quelle unbekannt

»Ich bin wertvoll« – Zehnmal kurz und bündig
Ich bin wertvoll – von Geburt an, geschaffen für das Leben.
Ich bin wertvoll – mit vielen Begabungen und guten Möglichkeiten zum Leben.
Ich bin wertvoll – genauso wie jeder andere Mensch auch.
Ich bin wertvoll – darum muss ich mir meinen Wert niemals erbetteln, erschleichen, erkaufen oder verdienen.
Ich bin wertvoll – und darf mich auch mal feiern lassen, mich selbst verwöhnen und gut zu mir sein.
Ich bin wertvoll – und darf andere Menschen auf eine Weise unterstützen, erfreuen, begleiten, trösten, dass sie ihre Würde behalten oder zurückbekommen.
Ich bin wertvoll – trotz meiner zahlreichen Schwächen und Fehler.
Ich bin wertvoll – auch wenn manche Menschen das niemals »merken«.
Ich bin wertvoll – in guten und in schlechten Zeiten, in Erfolgen und Niederlagen, in der Jugend und im Alter.
Ich bin wertvoll – und darum kann ich es mir leisten, auch mal über mich zu lachen.
Rainer Haak

Blickrichtungswechsel
Ich ersetze negative Gedanken durch positive, denke gut von mir,
schließe Freundschaft mit mir selbst,
ich bin ein wertvoller Mensch,
ich achte auf mich, bin gut zu mir,
ich bin kein Opfer!
Ich bin der Gestalter meines Lebens,
die schöpferische Kraft ist in mir!
Ich glaube fest daran, dass meine Vorhaben gelingen,
ich glaube an meine Fähigkeiten,
ich lobe mich selber,
ich löse Blockaden und Glaubenssätze auf, die mir nicht dienlich sind,
ich liebe mich selber,
ich wachse mit meinen Fehlern, verzeihe mir selbst,
ich spreche mir Mut zu.
Ich verzeihe mir selbst und den anderen,
ich höre und vertraue auf meine innere Stimme,
ich bin ein glücklicher und zufriedener Mensch,
ich bin Ergebnis, was ich zu sein glaube,

ich bin die wichtigste Person in meinem Leben,
egal was, oder wer ich bin – ich bin wundervoll.
Quelle unbekannt

5.5 Lied

Die Gedanken sind frei,
wer kann sie erraten?
Sie fliegen vorbei
wie nächtliche Schatten.
Kein Mensch kann sie wissen,
kein Jäger erschießen
mit Pulver und Blei.
Die Gedanken sind frei!

Ich denke, was ich will
und was mich beglücket,
doch alles in der Still',
und wie es sich schicket.
Mein Wunsch und Begehren
kann niemand verwehren,
es bleibet dabei:
Die Gedanken sind frei!

Und sperrt man mich ein
im finsteren Kerker,
ich spotte der Pein
und menschlicher Werke;
denn meine Gedanken
zerreißen die Schranken
und Mauern entzwei:
Die Gedanken sind frei!

Drum will ich auf immer
den Sorgen entsagen,
und will mich auch nimmer
mit Grillen mehr plagen.
Man kann ja im Herzen
stets lachen und scherzen
und denken dabei:
Die Gedanken sind frei!
Hoffmann von Fallersleben

5.6   Bedenkenswertes

- Wir sind unsere eigene Grenze – überschreiten wir sie?
- Wir brauchten Zeit zu träumen,
- Zeit uns zu erinnern und
- Zeit, das Unendliche zu erreichen.
- Wir brauchten Zeit, wir selbst zu sein.
- Vergiss was Dich ärgert,
- behalt, was Dich erfreut –
- und beim Vergessen hilft dir die Zeit!
- Ich gebe die Opferrolle auf und übernehme Verantwortung.
- Machen wir einen Deal.
- Ich nehme Dich, wie Du bist,
- und Du nimmst mich, wie ich bin.
- Manchmal
- Ist es das Vernünftigste,
- einfach ein bisschen
- verrückt zu sein.
- Eine wunderbare entlastende Botschaft:
- Der Himmel muss nicht verdient werden.

Es gibt nichts Gutes, außer man tut es.
Erich Kästner

Phantasie ist wichtiger als Wissen, denn Wissen ist begrenzt.
Albert Einstein

Man kann dir den Weg weisen, gehen musst du ihn selbst.
Bruce Lee

Gib jedem Tag die Chance, der schönste deines Lebens zu werden.
Mark Twain

Was Du in anderen Menschen entzünden willst, muss erst in Dir selbst brennen.
Dale Carnegie

Selbst eine Reise von tausend Meilen beginnt mit dem ersten Schritt.
Laotse

Das Leben eines Menschen ist das, was seine Gedanken daraus machen.
Marc Aurel

Der Mensch kann nicht zu neuen Ufern vordringen, wenn er nicht den Mut aufbringt, die alten zu verlassen.
André Gide

Auf jedem deiner Wege wirst du Steine finden.
Du kannst sie umgehen, überspringen oder stolpern.
Du kannst aus ihnen aber auch Stufen bauen,
Stufen, die dich weitertragen oder Brücken, die verbinden
Sufimeister

Das Leben ist bezaubernd, man muss es nur durch die richtige Brille sehen.
Alexandre Dumas

Du allein entscheidest, was du sehen möchtest.
Siehst du Unrat, der den Strand verschmutzt,
oder gläserne, vom Meer geschliffene Kunstwerke,
die wie Edelsteine im Licht der Sonne funkeln?
Antje König

Ein Tropfen Liebe ist mehr als ein Ozean Verstand.
Blaise Pascal

Die Kraft deines Herzens ist unendlich.
Antje König

Nichts auf der Welt ist so weich und nachgiebig wie das Wasser.
Und doch bezwingt es das Harte und Starke.
Laotse

So wie das Wasser beständig fließt,
vertraue dich dem Fluss des Lebens an.
Vergeude nicht deine Kraft, indem du dich an den
Steinen fest hältst, die dir auf deinem Weg begegnen.
Antje König

Denke immer daran, dass es nur eine wichtige Zeit gibt: Heute. Hier. Jetzt.
Tolstoi

Der Mensch will immer, dass alles anders wird, und gleichzeitig will er, dass alles beim
Alten bleibt.
Paulo Coelho

Die wahre Lebenskunst besteht darin, im Alltäglichen das Wunderbare zu sehen.
Pearl S. Buck

Wir verlangen, das Leben müsse einen Sinn haben. Aber es hat nur ganz genau so viel
Sinn, als wir selber ihm zu geben imstande sind.
Hermann Hesse

Um klar zu sehen, genügt oft ein Wechsel der Blickrichtung.
Antoine de Saint-Exupéry

Wer nicht auf den Kopf gefallen ist, fällt immer wieder auf die Füße.
Jean Paul

Die leisen Kräfte sind es, die das Leben tragen.
Romano Guardini

Jeder Mensch ist eine Note in der Symphonie des Lebens.
Sufimeister

Wenn ein Mensch nur Glauben hat,
steht er in Gefahr bigott zu werden.
Hat er nur Humor, läuft er Gefahr,
zynisch zu werden.
Besitzt er aber Glaube und Humor,
dann findet er das richtige Gleichgewicht,
mit dem er das Leben bestehen kann.
Martin Buber

Halt an, wo läufst du hin?
Der Himmel ist in dir!
Suchst du Gott anderswo,
Du fehlst ihn für und für.
Angelus Silesius

5.7   Erlebtes aus der Praxis

Eine über 80-jährige Teilnehmerin eines Workshops des Basismoduls, die ihrem Ehemann mit Demenz versorgt, hat mit folgender Text (unverändert) geschrieben.

>»Mit Befürchtungen bin ich hier her gekommen, denn ich brauchte dringend! Hilfe.
>Die Gesprächsrunden, Bewegungsübungen, Singen, Malen haben mir Spaß gemacht. Doch ich konnte alles nicht recht mit Demenz zusammen bringen. Dann habe ich immer wieder das Buch ›Blickrichtungswechsel‹ gelesen, richtig studiert und verstehe jetzt den Zusammenhang und finde auch Gedanken wieder, die ich immer schon mal hatte. Das tut mir gut und bestätigt mich.
>Ich weiß jetzt für mich: Die freien Tage gehören mir, die Tage, an denen mein Mann zu Hause ist, gehören uns beiden.
>Wir, mein Mann und ich, werden jeden Abend einen Plan für den nächsten Tag machen. Wie werden ein Buch anlegen und Tagesabläufe aufschreiben. Wir werden auch aufschreiben, wie wir uns gefühlt haben und Unterhaltungen notieren.
>Das Buch ›Blickrichtungswechsel‹ wird mich immer begleiten und ermutigen.
>Herzlichst möchte ich mich auch bei allen Teilnehmenden bedanken. Ich durfte viel Mitgefühl spüren.
>Herzlichst Elisabeth«

Weitere Stimmen von Teilnehmern der Workshops:

>»Der Kopf ist rund, damit das Denken auch einmal die Richtung wechseln kann.
>Neue Perspektiven entdecken.
>Mit anderen Augen sehen.
>Mit den Augen meiner Mutter sehen und nachfühlen, was sie fühlt.«

>»Der Blickrichtungswechsel ist schwer zu vollziehen, weil er gegen die übliche gesellschaftliche Richtung geht.
>Der Blickrichtungswechsel ist eine Grundeinstellung zum Menschen.
>Auf dem Weg sein – Veränderung –, eben ein anderer Blickwinkel. Zu sich selbst finden, Kraft spüren.«

>»Blickrichtungswechsel bedeutet für mich, immer wieder neu anzufangen.
>Durch den Blickrichtungswechsel habe ich eine emotionale Bindungsebene schaffen, erhalten, finden, festigen, erleben dürfen.
>Wie wertvoll das ist, kann ich mit Worten kaum ausdrücken.«

>»Blickrichtungswechsel – etwas Neues wagen, sich trauen, Mut machen, offen sein, am Gegenüber zu lernen, manches trägt sich leichter und spielerischer, wenn gelacht wird, sich auf Experimente einlassen, Empathie, etwas bewegen, sich bewegen lassen. Interessiert, aufgeschlossen, neugierig sein.«

>»Um mit Menschen mit Demenz umzugehen und sie zu begleiten, ist ein Blickrichtungswechsel notwendig. Aber nicht nur da. In unserem alltäglichen Leben müsste auch ein Blickrichtungswechsel stattfinden, denn wir verlieren den Blick für das Wesentliche.«

»Für mich ist der Blickrichtungswechsel eine große Bereicherung im Umgang mit Menschen mit Demenz und auch für mein eignes Leben.«

5.8   Persönliche Stellungnahme

Hier wird das lebenslange Lernen bruchstückhaft aufgezeigt.

Auf die Frage: »Nimmst du dich an, liebst du dich?« hätte ich vor Jahren geantwortet: »Ja, natürlich, das mache ich«. Ja, damals hatte ich mich mit dem Blickrichtungswechsel nicht auseinander gesetzt.

Oft wird gesagt, wir sind alles nur Menschen. Wir sind eben so. Wir können nichts machen. Das bedeutet, sich aus der Verantwortung zu schleichen. Auf dem Jakobsweg habe ich selbst gelernt, mich auszuhalten, dranzubleiben, nicht aufzugeben, mich von quälenden Fragen zu verabschieden, um zu erkennen, dass der Weg das Ziel ist.

Auch im Alltag sind wir auf dem Pilgerweg, mit unvergesslichen Abschnitten, aber auch Durststrecken und Eintönigkeit kommen vor. Erschöpft in eine Herberge kommen und willkommen sein umsorgt von Pilgern und Herbergseltern ist ein Erleben, das unvergessen bleibt.

5.9   Selbstreflexion

Was hat mich in dieser Einheit angesprochen oder geärgert?
Wie will ich den Blickrichtungswechsel im Alltag leben?
Welche Schritte werde ich veranlassen?
Welche Fragen stehen noch im Raum?
Welche Wünsche und Bedürfnisse habe ich?

6 Ein Wort der Abrundung

Das Vertiefungsmodul hat existenzielle Fragen berührt und Anregungen vermittelt. Ich bin froh, dass ich es gewagt habe, meine Sichtweise weiterzugeben. Jedermann ist aufgerufen, das Seine beim Blickrichtungswechsle individuell und eigenverantwortlich zu gestalten und in kleinen Schritten umzusetzen.

Mit diesen Texten wird das Vertiefungsmodul abgerundet.

Den Tod feiern

Wir sind dem Schicksal nicht einfach ausgeliefert. Der Tod ist ein ebenso wichtiges Ereignis wie das Geborenwerden. Vielleicht kommen wir als Menschen einmal so weit, dass wir unseren Tod feiern können wie unsere Geburt. Es schließt sich nicht ein Tor, wenn wir gehen, es öffnet sich ein Tor. Wir sollten also auf das Neue schauen, das vor uns liegt.

Willigis Jäger

Die kleine Welle

Es war einmal eine kleine Welle.

Tief in ihrem Innern war sie sehr unglücklich und klagte: »Ich fühle mich so schlecht. Die anderen Wellen sind so groß und so stark, während ich nur so klein und schwach bin. Das Leben ist ungerecht!«

Zufällig kam eine große Welle vorbei.«

Ich habe deine Worte gehört«, sagte sie. »Dir geht es so, weil du noch nicht deine wahre Natur erkennst. Dir geht es schlecht, weil du denkst, dass du nur eine kleine Welle bist, aber das ist nicht wahr.«

»Was sagst du da?«, fragte die kleine Welle. »Natürlich bin ich eine Welle.« Schau, hier ist meine Krone und das hier ist mein Wellenschlag. Ich bin klein, aber ich bin eine Welle!«

»Was du als ›Welle‹ bezeichnest, ist nur deine Form. Du bist in Wahrheit Wasser. Wenn dir gelingt zu verstehen, dass du nur eine Zeit lang eine Welle bist, aber immer Wasser sein wirst, wirst du nicht mehr unglücklich sein.«

»Aber wenn ich Wasser bin, was bist dann du?«

»Auch ich bin Wasser. Ich habe für eine kurze Zeit die Form einer Welle, die größer ist als du. Aber meinem Wesen nach bin ich Wasser. Ich bin du und du bist ich. Wir sind beide Teile eines großen Ganzen.«

Nach Xin Zhou Li

Jeden Tag neu anfangen
Jeden Tag neu anfangen –
ein neuer Tag bringt neues Glück.
An all das Schöne will ich denken
und der Welt ein Lächeln schenken.

Jeden Tag neu anfangen –
nichts erzwingen, nichts erringen.
Was zu tun ist, will ich tun
und an Leichtigkeit gewinnen.

Jeden Tag neu anfangen –
ohne Angst nach vorne schauen.
Ich will leben, lieben, lachen,
in mich selbst und Gott vertrauen.

Jeden Tag neu anfangen –
mit neuen Plänen und Ideen.
Und wenn es noch November ist,
den nächsten Frühling vor mir sehen.

Jeden Tag neu anfangen –
Tag für Tag mit frischem Mut.
Nur die Hoffnung nie aufgeben,
Stück für Stück wird alles gut.

Jeden Tag neu anfangen –
jeden Tag ein anderer sein.
Jeden Tag das Leben lieben,
denn es ist kurz:
Es lohnt sich nicht, Pessimist zu sein
Horst Conen

Das letzte Wort hat mich auf meinem Lebensweg in Höhen und Tiefen, in frohen und schweren Stunden treulich begleitet. Dieser Text wird auch auf meiner Todesanzeige stehen und hoffentlich Ermutigung für Leben und Tod geben. Er ist geschrieben aus dem Gefängnis von Dietrich Bonhoeffer, der in seiner Zelle eine innere Weite entfaltete, die heute noch relevant ist, Trost spendet und die Gewissheit vermittelt, nie alleine zu sein.

Als Bonhoeffer am 9. April 1945 zur Hinrichtung in das KZ Flossenbürg überführt wurde, sagte er als letztes zu seinen Mitgefangenen: »Das ist das Ende. Für mich aber der Beginn des Lebens.«

Von guten Mächten wunderbar geborgen,
Erwarten wir getrost, was kommen mag.
Gott ist mit uns am Abend und am Morgen
Und ganz gewiss an jedem neuen Tag.
Dietrich Bonhoeffer

Reflexion des Erlebten II

Name:

Ort/Datum:

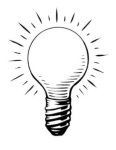 Was hat mich im Herzen berührt?

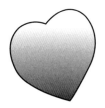 Welches Licht ist mir aufgegangen?

Was werde ich umsetzen?

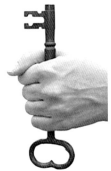

Materialien

Bedenkenswertes oder Wegzehrungen

Diese alphabetische Zusammenstellung von bedenkenswerten Redewendungen dient der spielerischen Selbstreflexion und ermöglicht, sich selber auf die Schliche zu kommen. Diese Impulse sind wie Wegzehrungen auf dem oft mühsamen Weg. Sie kräftigen, spornen an und ermutigen dranzubleiben.

Viel Spaß beim Lesen und verinnerlichen!

A

Achtertouren auf den Rücken zeichnen als Symbol der Unendlichkeit, unendlich geliebt.
Alle deine Gefühle gehören zu dir, gehe gut mit ihnen um.
Alle sollten das Leben jeden Tag in vollen Zügen genießen.
Alles hat seine Zeit.
Alles was dich bewegt, bewegt.
Alt werden ist harte Arbeit.
Alt wird man, wenn man seinen Idealen Lebewohl sagt.
Alter ist keine Krankheit.
Alter ist so spannend wie ein Abenteuer.
Am Morgen im Spiegel sich anlachen. Das gibt eine positive Lebenseinstellung.
An den Früchten wirst du sie erkennen.
Arroganz ist meist ein Zeichen von Minderwertigkeitsgefühlen.
Auf die Gefühlswelt des andern eingehen.
Aus dem Negativen lernen.
Aus einem halbleeren Glas ein halbvolles Glas machen.
Aus Steinen, die dir in den Weg gelegt werden, kannst du etwas Schönes bauen.
Äußere deine Wünsche und Bedürfnisse.
Authentisch sein, zu seinen Gefühlen stehen.

B–C

Balancieren zwischen Loslassen und Festhalten.
Befreie dich.
Behalte nur fröhliche Freunde. Die Nörgler ziehen dich runter.
Bei sich anfangen.
Bei sich selber sein.
Bei uns gibt es viel zu lachen, doch nichts davon ist lächerlich.
Bejahe ich mich nicht, fühle ich mich minderwertig.
Bleibe bei dir und in dir.

Blockaden lösen, aufgeben.
Brückenbauer werden und sein.

D

Da wird es hell in unserem Leben, wo man für das kleinste Danken lernt.
(Bodelschwingh)
Dankbarkeit ist der Schlüssel der Zufriedenheit.
Das eigene Gefühl mitteilen.
Das Gegenteil von gut ist gut gemeint.
Das Gegenüber achten, beachten und wertachten.
Das Gras wächst nicht schneller, wenn man daran zieht.
Das innere Kind ermutigen, umarmen, lieben lernen.
Das Leben bejahen, den Augenblick genießen.
Das Leben besteht aus vielen kleinen Glücksmünzen. Wer sie sammelt, hat ein
Vermögen.
Das Leben ist bunt.
Das Wetter, das ich täglich selbst in mir mache, ist wichtiger als das von draußen.
Dasein ist die wertvollste und schwierigste Aktivität.
Den Andern so sein lassen, wie er ist.
Denke nicht an das, was du nicht hast, sondern an das, was du hast. (Marc Aurel)
Der Indianer kennt seinen Schmerz. Früher: Kennt keinen Schmerz.
Der Körper ist das wertvollste Instrument.
Die Hand ist der verlängerte Arm des Herzens.
Dranbleiben, nicht aufgeben.

E

Eigenlob stimmt.
Eigenverantwortung übernehmen.
Ein neuer Tag, den du mir gibst, lässt mich sehen, wie du mich liebst.
Eine Berührung wirkt mehr als viele Worte.
Einüben der Nähe und der Distanz verhindert Diskrepanz.
Energien konzentrieren.
Entdecke deinen inneren Reichtum und lass dich verzaubern.
Erwartungen führen zu Enttäuschungen.
Es geht nicht um spektakuläres Vorgehen, sondern um Kleinigkeiten.
Es gibt kein richtig oder falsch, sondern ein Sowohl-als-auch.
Es gibt kein Schwarz–Weiß, sondern viele Grautöne.
Es ist ein Fehler, keine Fehler zu machen.
Es ist noch nie ein Meister vom Himmel gefallen.
Es sind die schlechtesten Früchte nicht, an denen die Wespen nagen.

F

Fehlerfreundlichkeit einüben.
Flügelstutzer meiden.
Freudenbüchlein anlegen.
Freundliche innere Dialoge mit sich selbst einüben.

Friedendienst beginnt im Kleinen.
Frühzeitig sich mit Altersfragen anfreunden.
Für sich selbst gut Sorge tragen.

G–H

Gefühle können nicht wegdiskutiert werden.
Gefühle leben lernen, weder verdrängen noch abspalten.
Gefühle nicht wegstreicheln, sondern haltgeben.
Gehe deinen Weg, du bist dir ein gutes Gegenüber.
Genieße das Leben.
Geräuschpegel vermindern.
Gott schenkt dir das Gesicht. Lächeln musst du selbst.
Gott umgibt mich wie die Luft. Es gibt keine Gottlosigkeit.
Grenzen aufzeigen.
Gutes sage sofort, das andere überdenke.

I

Ich bin einmalig, wertvoll, unverwechselbar, mein Feind auch.
Ich bin Herr meiner Gedanken, meiner Gefühle, meines Tuns.
Ich bin kein Opfer, sondern kann mitgestalten.
Ich bin nie alleine, ich bin immer mit mir selbst zusammen.
Ich falle aus der Rolle, dass ich aus der Falle rolle.
Ich lasse mich verletzen, statt »der« hat mich verletzt.
Ich kann aus jedem halbleeren Glas ein halbvolles Glas machen.
Ich kann den anderen nicht verändern, nur mich selbst.
Ich kann mich den ganzen Tag ärgern, aber ich bin nicht dazu
verpflichtet.
Ich kann nicht geht nicht.
Ich kann nur mich selbst verändern, dann verändert sich die Situation.
Ich muss nicht mehr müssen.
Ich, der ich bin, wie ich bin, bin es, der anfängt.
Im Alter gilt es immer noch, aus dem Leben ein Kunstwerk zu machen.
Im Alter kann ich mich jeden Tag entfalten.
Immer wieder neu anfangen.
In jeder Lebensphase bin ich wertvoll.
In jeder Lebensphase bin ich wertvoll.
In Kleinigkeiten ist Schönes zu entdecken.
Innerer Druck erzeugt Stress, deshalb dem Innendruck einen Ausdruck
geben.
Inseln und Oasen suchen, um sich zu erholen.
Ist der Ruf erst ruiniert, lebt es sich ganz ungeniert.

J

Ja hat nur zwei Buchstaben und ist doch am allerschwersten zu leben.
Ja sagen heißt, sich mit dem Leben versöhnen.
Jeder Tag, jeder Augenblick ist ein Neuanfang.

K

Kann ich mich entschuldigen und Fehler eingestehen?

Keine Du-Botschaften senden, sondern Ich-Botschaften.

Keine Klagelieder anstimmen.

Keine Schwarz-Weiß-Malerei.

Konzentriere dich auf Schönheiten.

Krisen sind Chancen.

L

Lachen ist die schönste Weise, dem andern die Zähne zu zeigen.

Lachen ist gesund.

Langsam, deutlich sprechen, nicht zu laut, Gestik und Mimik einsetzen.

Lass los, lass sein, du wirst gelassen.

Lass mich das Leben lieben, lass mich die Liebe leben.

Leben ist stetige Veränderung. Nichts bleibt, wie es war.

Leben und leben lassen.

Lerne aus der Fülle zu schöpfen, als immer neu suchender Anfänger.

Lerne dich abzugrenzen.

Lernen vom Negativen.

Liebe alles, was dir begegnet.

Liebe so viel du kannst. Du kannst mehr, als du denkst.

Liebe, liebe, liebe und tue, was du willst.

Lieber auf neuen Wegen stolpern als auf alten stehen bleiben.

Lieber spucken, statt schlucken.

Liebevoll mit sich selbst umgehen, ist harte Arbeit.

Loslassen kostet weniger Kraft als Festhalten, dennoch ist es schwerer.

Luxus des wiederkehrenden Neuanfangs.

M

Mach es wie die Sonnenuhr, zähle die hellen Stunden nur.

Man meint es gut und es tut nicht immer gut!

Meine Schwächen sind mir sympathisch. Ich bin gut zu mir.

Meinungen nicht kommentieren, im Raum stehen lassen.

Mensch werde Mensch.

Menschen mit Demenz handeln absichtslos.

Mit den Jahren runzelt die Haut, mit dem Verzicht auf Begeisterung runzelt die Seele.

Mitleid bekomme ich umsonst, Neid ist erarbeitet.

Mitleid bekomme ich umsonst. Neid wird erarbeitet.

Mitleid schwächt, Mitgefühl stärkt.

Mülleimer sein, aber mit einem Loch im Boden.

Musik ist der Königsweg zu den Menschen mit Demenz.

Musik wäscht den Staub des Alltags von der Seele.

Mut tut gut!

Mut zur Stille, zum Schweigen.

Mutig einen Ausdruck wagen, stöhnen, stampfen, malen, lachen u. a. m.

N

Namaste: Ich grüße das Göttliche in dir.

Negatives vorbeiziehen lassen.

Nein sagen lernen.

Nicht aufhören anzufangen.

Nicht Leid-, sondern Freud-Vermehrer sein.

Nicht Mitleid, sondern Mitgefühl.

Nicht schlucken, auch nicht spucken, lieber kauen und verdauen.

Nicht über andere, sondern mit ihnen sprechen.

Nichts nachtragen, sondern Ballast abwerfen.

Nimm das Leben mit Humor, vieles kommt dir leichter vor.

Nimm dir Zeit zum Spielen, das ist das Geheimnis der ewigen Jugend.

Nur wenn ich meine Schatten sehen kann, erkenne ich das Licht.

Nur wer sich führen lassen kann, kann führen.

O

Ohne Fleiß keinen Preis.

P

Pausen sagen mehr als viele Worte.

Pflege deinen Innen- und Außenraum.

Pflegende, pflegt euch auch selbst!

Produzieren statt konsumieren.

Q

Qualität statt Quantität.

R

Ratschläge sind Schläge.

Ruhestand annullieren.

S

Schatzsucher sein.

Schlechte Laune vor Arbeitsbeginn in den Spint einschließen.

Schön, dass es mich, dass es dich, dass es uns gibt.

Schöpfe aus deiner Fülle und lasse die Fülle fließen.

Schuldzuweisungen und Opferrollen aufgeben.

Selbstwertschätzung einüben.

Sich am Morgen im Spiegel anlachen. Das ermöglicht eine positive Haltung.

Selbstwertschätzung einüben.

Sich ent-ordnen.

Sich nicht be- und verurteilen.

Sich nicht durch Lob vernebeln lassen.

Sich nicht jeden Schuh anziehen.

Sich nicht verletzen lassen.

Sich nicht von Mitleidsgefühlen anstecken lassen.

Sich selber gut Sorge tragen.
Sich selber lieben lernen und sich im Positiven wie im Negativen annehmen.
Sich selber lieben ist der sicherste Weg, zeitlebens geliebt zu werden.
Sich selbsterfüllende Prophezeiungen meiden.
Sich so annehmen, wie man ist, mit Grenzen, mit Sonnen- und Schattenseiten.
Sich verändern heißt nicht sich anpassen.
Singen macht Spaß. Singen befreit. Singe unperfekt!
So wie mich die Luft umgibt, so umgibt mich der Allumfassende.
Spiel das Leben! Du wirst ein Lebenskünstler
Spielend Älter werden.
Statt zu diskutieren fokussieren.
Störungen sind wertvoll und haben Vorrang.

T

Trauer braucht Raum, Zeit und Erlaubnis.
Trauer, Wut, das tut gut und gibt kraftspendenden Mut.
Träume nicht dein Leben, lebe deinen Traum.
Tue deinem Leib etwas Gutes, damit deine Seele Lust hat, darin zu wohnen.
(Therese von Avila)

U

Üben, üben, üben, dranbleiben.
Übermut tut immer gut.
Überschreite Grenzen.
Unperfekt ist perfekter als perfekt.
Unterscheide zwischen Mitleid und Mitgefühl.

V

Verändern heißt nicht sich anpassen.
Ver-rückt, beglückt.
Vorsicht mit der sich selbst erfüllenden Prophezeiung.
Vorurteile abbauen.

W–Y

Warum, warum, ist dieser Weg so krumm, ach wäre er gerade, es wäre jammerschade!
Was gesät wird, wird geerntet.
Was wir über das Leben denken, schenkt uns das Leben.
Wege entstehen, wenn ich gehe.
Wege entstehen, wenn ich sie gehe.
Wem wir die Schuld geben, dem geben wir Macht.
Weniger ist mehr. Wenn ich bei mir bin, bekomme ich im richtigen Moment das Richtige.
Wenn ich selber stehe, kann ich alleine gehen.
Wenn jemand fällt, ruhen lassen, bis sich der Kreislauf stabilisiert hat.
Wenn's nicht mehr geht, gehe ich einfach weiter, bis es wieder geht.

Wer betüddelt wird, wird tüddelig.
Wer gut für sich sorgt, sorgt gut für andere.
Wer kopiert, hat nicht kapiert.
Wer Wunden zeigt, wird geheilt.
Wer nehmen kann, kann auch geben.
Wer nicht handelt, wird behandelt.
Wer ohne Fehler ist, werfe den ersten Stein.
Wer sich äußerlich bewegt, bewegt sich innerlich
Wer sich nicht selbst liebt, vermag auch nicht andere zu lieben.
Wer sich selber gut pflegt, pflegt auch das Gegenüber.
Wer sich selber wertschätzen kann, kann andere wertschätzen.
Wer sich selbst gut pflegt, pflegt auch die Umgebung.
Wer sich Zeit nimmt, gewinnt Zeit.
Wer will, kann viel.
Werfe alle unwesentlichen Zahlen über Bord, z. B. Alter, Gewicht, Körpergröße
Wie ich in den Wald hinein rufe, tönt es zurück.
Wie möchte ich selbst alt werden?
Wir gehören zum Universum und können nicht herausfallen.
Wir sitzen alle im gleichen Boot.
Wünsche und Bedürfnisse äußern lernen.
Wut tut gut, gibt frischen Mut.
Wut und Mut sind Zwillinge. Die Mutter ist die Hoffnung.

Z

Zeige dich in deinem So-Sein.
Zeige ich mit dem Finger auf andere, zeigen drei Finger auf mich selbst.
Zugewandte Konfrontation einüben.

Angaben bei besonderen Situationen

Einleitung

Weshalb sich mit besonderen Herausforderungen, mit Alter und Endlichkeit beschäftigen? Das kommt doch von selbst, ist eine geflügelte Aussage. Ja, das stimmt. Diese existenziellen Fragen kommen früher oder später alle auf uns zu. Weshalb sich damit auseinandersetzen? Das belastet nur. Die andern machen das dann schon, das denken viele.

Die Single-Haushalte nehmen zu. Wir werden älter und bunter und hoffentlich auch eigenverantwortlicher. Ich habe mich entschieden, pflegeleicht zu werden, damit die mich Pflegenden gerne kommen, um mich zu unterstützen, bei dem, was mir nicht mehr möglich ist.

Heute schon kann ich mich vorbereiten. Meine Wünsche und Bedürfnisse notieren, um mich gedanklich mit dieser Lebensphase anzufreunden. Ich will die Eigenverantwortung bis über den Tod hinaus wahrnehmen. Meine Umgebung will ich entlasten, deshalb gute Vorsorge treffen. Dieses spielerische Vorgehen beflügelt mich und ist keine Belastung. Es ist sinnvoll, selbst aufzuschreiben, welche Vorlieben und welche Abneigungen vorhanden sind. Eckpunkte der Biografie sind zu erwähnen, denn das kann das Langzeitgedächtnis für belebende Gespräche wecken. Alles ist im Fluss und verändert sich. Die Umsetzung ist daher nicht 1:1 durchführbar. Die Endlichkeit habe ich dadurch in mein Leben integriert und mich damit vertraut gemacht, sowie das Loslassen und Unterstützung gedanklich eingeübt. Ängste vermindern sich, Eigenverantwortung erhält Raum, das belebt.

Jede Lebensphase ist einzigartig und wertvoll!

Checkliste: Persönliche Angaben/Vorlieben und Abneigungen

Name	Vorname	Ruf-, Kosename
Geboren am	in	Familienname
Religion	Nationalität	

Wohnort
Telefon/Mobil/E-Mail
Notfalladresse
Bezugspersonen
Krankenkasse
Aufbewahrungsort der Krankenkassen-Karte

Zusatzversicherung	☐ Nein	☐ Ja	Hinweise
Patientenverfügung	☐ Nein	☐ Ja	Hinweise
Betreuungsvollmacht	☐ Nein	☐ Ja	Hinweise

Medizinische Informationen
Hausarzt
Facharzt
Wahl des Krankenhauses
Bevorzugte Apotheke

Organspende	☐ Nein	☐ Ja	Hinweise
Chronische Erkrankungen	☐ Nein	☐ Ja	Hinweise
Spezielle Medikamente	☐ Nein	☐ Ja	Hinweise

Allergien	☐ Nein	☐ Ja	Hinweise
Schrittmacher	☐ Nein	☐ Ja	Hinweise
Organspender	☐ Nein	☐ Ja	Hinweise
Prothesen	☐ Nein	☐ Ja	Hinweise
Hörgerät(e)	☐ Nein	☐ Ja	Hinweise

Weitere Angaben:

Körperliche Einschränkungen

Hören	☐ vermindert	Hinweise
Sehen	☐ vermindert	Hinweise
Sprechen	☐ vermindert	Hinweise
Bewegung	☐ vermindert	Hinweise

Hilfsmittel
Weitere Angaben:

Persönliche Wünsche und Bedürfnisse
Informationen über Testament, Konto, Versicherungen u. v. a. Hinweise:
Biografische Angaben
Jubiläum
Lebenssituation
Beruf
Ehrenamt/Tätigkeiten
Interessen früher
Interessen heute
Kompetenzen/Talente
Lebensmotto
Freundes- und Bekanntenkreis
Welche Wohnform bevorzuge ich?
Wo und wie möchte ich versorgt werden?

Körperliche Bedürfnisse

Essgewohnheiten
Speisen
    Vorlieben
    Abneigungen
Getränke
    Vorlieben
    Abneigungen
Tischkultur
Geschirr
Besteck
Kleiderschutz

Köperpflege
Waschen
    Vorlieben
    Abneigungen
Duschen
    Vorlieben
    Abneigungen
Baden
    Vorlieben
    Abneigungen
Produkte
    Vorlieben
    Abneigungen
Parfüm
    Vorlieben
    Abneigungen

Rasur
    Vorlieben
    Abneigungen
Rasierwasser
    Vorlieben
    Abneigungen
Haarpflege
    Vorlieben
    Abneigungen
Fußpflege
    Vorlieben
    Abneigungen
Enthaarung
    Vorlieben
    Abneigungen
Zahnpflege
    Vorlieben
    Abneigungen
Mundpflege
    Vorlieben
    Abneigungen
Inkontinenz
    Vorlieben
    Abneigungen
Weitere Wünsche und Bedürfnisse

Schlaf- und Weckbedürfnisse
Rituale
Uhrzeit
Luftzufuhr
Lichtquelle
Nachtwäsche
Zusatzkleidung
Lagerungswünsche
Art der Kissen
Zudeckform
Einschlafposition
Wann möchte ich aufstehen?
Wie möchte ich geweckt werden?
Was brauche ich, um gut in den Tag zu starten?
Weitere Wünsche und Bedürfnisse

Tagesstruktur
Brauche ich eine feste Tagesstruktur?
Wann und wo möchte ich die Mahlzeiten einnehmen?

Was brauche ich, um eine Mahlzeit genießen zu können?
Weitere Wünsche und Bedürfnisse

Seelische Bedürfnisse
Vertrauen
Liebe
Zugehörigkeit
Freiheit
Weitere Wünsche und Bedürfnisse

Geistige Bedürfnisse
Anregungen für mich
Umgang mit Elektronik
Wissen
Bildung
Gedichte/Texte/Musik/Lieder
Weitere Wünsche und Bedürfnisse

Soziale Bedürfnisse
Kontakt-Vorlieben
Kontakte mit:
Sicherheit
Selbstbestimmung
Zuwendung
Berührungsformen
Gestaltung des Umfeldes
Besuche
Gruppenaktivitäten
Vereine
Hilfe erbeten bei ...
Anrufen   Rhythmus
Briefverkehr   Rhythmus
E-Mail-Verkehr   Rhythmus
Geburtstags-Gestaltung
Namenstag-Gestaltung
Jubiläen
Weitere Wünsche und Bedürfnisse

Kulturelle Bedürfnisse
Musik   live/via TV/andere Medien
Theater   live/via TV/andere Medien
Kunst   live/via TV/andere Medien
Festivitäten   live/via TV/andere Medien
Weitere Wünsche und Bedürfnisse

Spirituelle Bedürfnisse
Begleitungswünsche
Abendmahl/Kommunion
Krankensalbung/Segnung
Vertraute Texte
Weitere Wünsche und Bedürfnisse

Zusammenfassung
Welche empfindlichen Punkte gibt es?
Schön, dass …
Schade, dass …
Was ich noch sagen wollte

Persönliche Wünsche und Bedürfnisse
in der Endlichkeitsphase

Sterbebegleitung	☐ Nein	☐ Ja	Hinweise
Seelsorger	☐ Nein	☐ Ja	Hinweise
Weitere Wünsche und Bedürfnisse			

Tod

Wünsche und Bedürfnisse			
Haltung der Hände			Hinweise
Kieferstellung			Hinweise
Beerdigungsinstitut	☐ Nein	☐ Ja	Hinweise
Leichenhemd	☐ Nein	☐ Ja	Hinweise
Privatkleidung	☐ Nein	☐ Ja	Hinweise
Blumenschmuck	☐ Nein	☐ Ja	Hinweise
Aussegnung	☐ Nein	☐ Ja	Hinweise
Beerdigungsform			
Grabstein			
Grabspruch			
Abschieds- und Gedenkgottesdienst			

Todesanzeige
Hinweise
Form/Spruch/Inhalt/Zeitungen (mit oder ohne Adresse)
Adressenliste
Information an Behörden
Einladung zur Nachfeier

Trauerfeier
Hinweise
Geistlicher
Ort
Musik
Lied- und Textwünsche, Inhalte
Kondolenzwünsche
Blumen, welche
Spenden statt Blumen zugunsten von
Weitere Wünsche und Bedürfnisse

Nachfeier
Hinweise
Ort
Form
Inhalte

130

Beiträge
Verpflegung
Gedenkfeier
Grabgestaltung
Grabpflege

Trauerphase
Hinweise
Dankesschreiben
Trauerkleidung
Trauercafé

Zusammenfassung
Welche empfindlichen Punkte gibt es?
Schön, dass …
Schade, dass …
Was ich noch sagen wollte

Checklisten

Einleitung

Die Checklisten können in elektronischer Form über den Webshop des Kohlhammer Verlags unter www.kohlhammer.de heruntergeladen und ausgedruckt werden. Den Lesern steht die Möglichkeit offen, die Materialien zu ergänzen, zu verkürzen oder in anderer Form zu modifizieren. Damit soll die Option angeboten werden, die Materialien je nach Bedarf den individuellen Begebenheiten der Institutionen und Umgebung anzupassen.

Die Checklisten sollen Zeit und Kraft sparen und bewirken, dass die eigene Haltung immer wieder neu überprüft werden kann, um spielerisch sich von Belastendem und von Stress zu befreien.

Die Checklisten bieten Laien und Professionellen, allen Erfahrenden und weniger Erfahrenden Unterstützung an, blinde Flecken aufzuspüren. Ihre Inhalte regen an, alte Wege zu überprüfen, um individuelle Wege zu suchen, zu finden und zu gehen, die das Miteinander erleichtern. Sie sind weder Regeln noch Vorschriften, sondern nur ein Anstoß, um eine eigene Haltung zu entwickeln, die bei jedem selbst anfängt und kein »richtig oder falsch« beinhaltet, sondern ein »sowohl als auch«. Das Miteinander vereinfacht sich dadurch und führt auf Augenhöhe zum gegenseitigen Geben und Nehmen.

Übersicht der Checklisten:

1. Anregung der Sinne
2. Auffallendes Verhalten integrieren
3. Begrüßung bewusst gestalten
4. Berührung – Nähe und Distanz beachten
5. Bettlägerige aktivieren
6. Bewegungsmöglichkeiten entdecken
7. Essen und Trinken anbieten
8. Fragen zur Selbstreflexion
9. Grundhaltung für Begleitende
10. Gruppengespräche führen
11. Hundebesuch genießen
12. Jahresplanung vornehmen
13. Kontaktaufnahme und Kommunikation
14. Kurze Aktivitäten ausprobieren

15. Selbstsorge einüben
16. Singen wagen
17. Spaziergang sinnlich erleben
18. Spiele spielen
19. Spirituelle Impulse anbieten
20. Vorlesen
21. Zeit und Kraft sparen
22. Zeitungsrunde gestalten

Checkliste 1: Anregung der Sinne

Motivation: Neugierde wecken, sich überraschen lassen.

- Sinnliche Erlebnisse ermöglichen: sehen, hören, riechen, schmecken, tasten
- Kindheits- und Urlaubserinnerungen wecken
- Bekannte Volkslieder anhören, singen und tanzen
- Feiertage gemeinsam vorbereiten und dekorieren, z. B. Jahreszeiten, Weihnachten, Ostern (Tannenbaum schmücken, Ostereier bemalen)
- Kreativität fördern durch Mandalas ausmalen
- Spontan etwas Ungewöhnliches kneten
- Fläschchen mit ätherischen Ölen mitbringen, Düfte, Gewürze erraten
- Gegenstände in einem Fühlsack benennen
- Gelbe Herbstblätter als Blattgold verteilen, Gänseblümchen mitbringen, Erinnerungen an Kindheit wecken
- Muscheln verschenken als Erinnerung an erlebte Urlaubstage
- Kurze spannende Geschichte vorlesen
- Schnee in eine Schüssel füllen, Schneemann bauen, Eiszapfen anfassen
- Prospekte von Ausflügen mitbringen
- Weitere Anregungen durch Gespräch ergänzen oder im Internet suchen

Fragen:
Was kennen Sie schon?
Was spricht Sie an?
Können Sie Gefühle darstellen?

Checkliste 2: Auffallendes Verhalten integrieren

Erfahrung: Aggressionen sind häufig hausgemachte Reaktionen.

- Biografische Kenntnisse erwerben
- Hobbies, Interessengebiete beachten
- Gefühle ernstnehmen
- Kontakt zu Angehörigen pflegen
- Selbstbestimmung beachten
- Sich abgrenzen, sich nicht verletzen lassen
- Angst- und unsicherheitsfördernde Bilder und Gegenstände entfernen
- Konstruktiv handeln und reden
- Humor einsetzen, das entspannt
- Gegenüber ernstnehmen und wertschätzen
- Wut durch Bewegung abreagieren
- Schmerzen erkennen und beheben
- Unwohlsein beachten, Ursache ergründen
- Geduld üben, nonverbale Sprache einsetzen.
- Beruhigen, Sicherheit und Geborgenheit vermitteln
- Aggressionen sind oft mit Angst und Hilflosigkeit verbunden
- Kleine Erfolge loben, die Fehler ignorieren
- Einfach da sein, das ist schwierig
- Präsent sein, um Sicherheit und Halt zu geben
- Sich abgrenzen, sich nicht verletzen lassen
- Ärger Raum geben, Gefühle bestätigen

Fragen:
  Was ging der Situation voraus?
  Was könnte der Auslöser sein?
  Welche Wünsche und Bedürfnisse sind vorhanden?

Checkliste 3: Begrüßung bewusst gestalten

Lebensweisheit: Augen sind die Fenster der Seele (Hildegard von Bingen).

- Mit Namen, auf Augenhöhe ansprechen
- Lichteinfall beachten
- Unterschiedliche Begrüßungsformen wählen
- Individuelles Vorgehen bevorzugen
- Sich wiederholend namentlich bekannt machen
- Hand zur Begrüßung reichen, Händedruck entgegennehmen, sich bedanken
- Achtsame Berührung und Halt geben
- Gestik, Mimik einsetzen
- Wertschätzende Haltung einnehmen
- Präsent, authentisch sein
- Tagesbefindlichkeit wahrnehmen
- Sprache und Haltung entsprechend anpassen
- Ritualisierte Kontaktaufnahme einsetzen
- Kulturelle Besonderheiten, Unterschiede beachten
- Sich Zeit nehmen, hinsetzen
- Eigene Gefühle mittteilen
- Freundliche Mimik, Ausstrahlung beachten
- Ablehnungen akzeptieren, nicht persönlich nehmen
- Nicht stereotyp fragen: »Wie geht es Ihnen?« »Wie haben Sie geschlafen?«
- Gewaltassoziierte Sprache vermeiden (z. B. »Ich habe Sie im Visier«, »Ich bin Mitstreiter«, »Ich mache sie fertig«)

Fragen:
  Bin ich funktional vorgegangen?
  Welche Fragen habe ich gestellt?
  Habe ich etwas authentisch Nettes, Schönes und Zutreffendes gesagt?

Checkliste 4: Berührung – Nähe und Distanz beachten

Erfahrung: Äußere Berührungen berühren innerlich.

- Berührung anbieten
- Vorgehen erklären, z.B. »Ich möchte Ihre Hand massieren, möchten Sie das?«
- Berührung ankündigen, sich verbal versichern, ob sie erwünscht wird
- Bewusste Berührungen sind wohltuend und angenehm
- Liebevolles Berühren ist stimmungsaufheiternd
- Durch Berührung wird das Gegenüber wahrgenommen
- Fragen, »Darf ich Sie berühren?«, achtsam vorgehen
- Hand hinhalten, abwarten, einander Halt geben
- Feinstofflichkeit einüben, d.h. über den Unterarm, Handinnenfläche streichen, bis sich die Fingerspitzen eine geraume Zeit berühren. Augenkontakt vertieft die Begegnung
- Fragen, »Darf ich Sie umarmen?«
- Form der Berührung beachten
- Signale durch Augenkontakt beachten
- Massagen mit angelehntem Daumen, vergrößert Handfläche., Griff entfällt
- Handbäder, eincremen und massieren
- In jeder Berührung drückt sich die Beziehung des Berührenden zum Berührten aus
- Gute Berührung ist eine Fähigkeit der Kontaktaufnahme
- Berührung nicht überstülpen
- Streicheln entzieht Energie
- Hand des Gegenübers nicht fixieren, nicht durch eigene Hand beschweren
- Berührungen berühren, sie sind emotionale Nahrung.
- Bei der leisesten Zuckung des Gegenübers Vorgehen überprüfen evtl. aufhören, sich entschuldigen.

Fragen:
    Habe ich achtsam und wertschätzend berührt?
    Wie berühre ich mich?
    Beachte ich Nähe und Distanz?

Checkliste 5: Bettlägerige aktivieren

Motto: Jede Lebensphase ist wertvoll.

- Alle Sinne anregen, keine Überreizung
- Präsent sein
- Würdevoller Umgang
- Nonverbale Botschaften und Signale beachten
- Sichtbares, farbiges Mobile einsetzen
- Elektrische Duftlampen ohne offene Flamme einsetzen
- Etwas zum Naschen geben, ohne Nüsse (Diabetes, Schluckstörung beachten)
- Hör-, Seh- und taktile Angebote ermöglichen
- Phantasie, Kreativität und Berührung einsetzen
- Farbige Tücher an die Decke hängen
- Herbstblätter u. a. m. aus der Natur mitbringen
- Handküsse verteilen
- Seifenblasen einsetzen u. a. m.

(Vgl. auch die Checklisten 1, 4 und 14.)

Fragen:
  War ich präsent?
  Habe ich Bedürfnisse erspüren können und berücksichtigt?
  Bin ich rückwärts aus dem Zimmer gegangen und habe noch gewinkt?

Checkliste 6: Bewegungsmöglichkeiten entdecken

Erkenntnis: Bewegung ist Leben. Leben ist Bewegung.
Leonardo da Vinci

- Fingerspiele stärken die Feinmotorik
- Tanzen mit Tüchern und Bändern
- Mit einem Igelball über Schulter und Arme rollen
- Nacken- und Rückenmassage sind oft willkommen
- Seifenblasen beleben, das Zerstören macht Spaß
- Zauberstab mit unterschiedlichen Farben einsetzen
- Das Spielen mit Luftballons fördert die Bewegung
- Alles was sich bewegt, das bewegt auch Menschen mit Demenz
- Dem Innendruck einen Ausdruck geben
- Mit der Faust auf den Tisch schlagen, stampfen und klatschen können entlastend wirken
- Lieder in Bewegung singen

Fragen:
Kennen Sie Bewegungslieder? Z.B. »Köperzellen Rock«[6]
Setzen Sie Sprichwörter zum Ergänzen ein? Z.B. »Wer rastet, der rostet.«,
»Sich regen bringt Segen.«, »Übung macht den Meister.«
Welche anderen Bewegungsspiele kennen Sie?

---

6 Astrid Kuby & Michael Mosaro (2008). Körperzellen Rock [CD]. Fuchstal: ZYX Music.

139

Checkliste 7: Essen und Trinken anbieten

Volksweisheit: Essen und Trinken halten Leib und Seele zusammen.

- Zum Essen einladen
- Richtiges Sitzen und Bequemlichkeit verschaffen
- Kleiderschutz nach Erklärung umhängen
- Das Essen liebevoll servieren, das Auge isst mit
- Essen in netter Gesellschaft
- Dezente Musik
- Essen mit allen Sinnen
- Atmosphäre und Tischgestaltung beachten
- Zeit nehmen, keine Hetze, in angenehmer Atmosphäre essen
- Bewohner zum Essen animieren
- Guten Appetit wünschen, loben
- Möglichst selbständig Essen lassen
- Unterstützung durch Handführung geben
- Möglichst lange Besteck und Gläser einsetzen, ggf. Teller mit erhöhtem Rand einsetzen
- Besteck auswählen, evtl. mit ergometrischen Griffen
- Suppe in Tasse servieren, unterstützt Eigenständigkeit
- Genügend Zeit zum Kauen und Schlucken geben
- Pürierte Kost, Finger Food anbieten
- Lecker duftendes selbst hergerichtetes Essen servieren
- Miteinander Essen zubereiten
- Mit Fingern essen lassen
- »Schlabbern« nicht korrigieren
- Mund nicht stets abwischen
- Keine Nebengespräche führen
- Trinken, unterschiedliche Getränke anbieten
- Lieblingsgetränk herausfinden, z. B. Mischgetränke
- Farbige Flüssigkeit kann besser gesehen werden
- Geeignete Trinkbehälter wählen
- Strohhalm anbieten
- Temperatur nach Wunsch
- Heißgetränke nicht unbeachtet in Reichweite hinstellen
- Allergien, Unverträglichkeiten, Diäten beachten
- Zusammen trinken, anstoßen, zuprosten mit Trinkliedern, Trinksprüchen
- Geschmacksrichtungen ausprobieren
- Warm und kalt spüren lassen
- Gerichte, die an den Urlaub erinnern
- Bei Schluckbeschwerden Flüssigkeit andicken
- Bei untergewichtigen Personen KH-Zufuhr

Fragen:

Welche Begriffe setze ich ein? Vermeide ich »Lätzchen«, »Hängel«, »füttern«, »schöppele«? Spreche ich von Kleiderschutz?

Gebe ich Anweisungen, z. B. »Essen Sie, sonst wird es kalt?«

Nehme ich mir Zeit und bin präsent? Drängle ich nicht?

Checkliste 8: Fragen zur Selbstreflexion

Sprichwort: Selbsterkenntnis ist der erste Schritt zur Besserung.

- Habe ich die wertschätzende Grundhaltung beachtet?
- Wie war meine Befindlichkeit?
- Habe ich den Augenblick achtsam genutzt?
- Habe ich mich und andere wertgeschätzt?
- Bin ich meinem Gegenüber persönlich begegnet?
- Habe ich gut für mich gesorgt?
- Reduziere ich Menschen mit Demenz auf ihre Krankheit?
- Wie war meine Haltung zu schwierigen Personen?
- Bin ich auf deren Gefühlswelt eingegangen?
- Kann ich mich entschuldigen?
- Bin ich distanzlos oder zu nahe gewesen?
- Bin ich fehlerfreundlich?
- Habe ich Erfolgserlebnisse ermöglicht?
- Bedanke ich mich auch für Kleinigkeiten, z. B. für ein Lächeln?
- Wie führe ich Gespräche?
- Habe ich kommentiert oder diskutiert?
- Habe ich ermutigt?
- Nutze ich die Zeit und nehme ich mir Zeit?
- Wie gehe ich mit mir um?
- Habe ich die »12 persönlichen Rechte« (vgl. S. 167) beachtet?

Fragen:
  Bin ich offen, ehrlich und trage keine Maske?
  Welches Denkmuster beachte ich, schwarz/weiß oder sowohl-als-auch?
  Bin ich bereit, mich selbst zu reflektieren?

Checkliste 9: Grundhaltung für Begleitende

Lebensweisheit: Man sieht nur mit dem Herzen gut. Das Wesentliche ist für die Augen unsichtbar.
Antoine de Saint-Exupéry

- Sprachrohr für Sprachlose sein
- Sich seiner Aufgaben und Wichtigkeit bewusst werden
- Qualitäten vermehren, nicht Quantität
- Vorbehaltslos ungeteilte Zuwendung geben, präsent sein
- Eigene Wertschätzung entfalten, um wertzuschätzen
- Menschen mit Demenz in ihrer Gefühlswelt annehmen
- Geduld und Gelassenheit leben
- Positive Ausstrahlung, keine Wertung
- Offene Körperhaltung
- Motivieren, aktivieren, fördern, Einschränkungen akzeptieren
- Charmant doof sein, flunkern können
- Kreativität, Phantasie und Flexibilität einsetzen
- Eigene Gefühle und Gefühle der anderen ernst nehmen
- Aktives zuhören, zunicken, mit Mimik bestätigen
- Humor und Lachen fördern
- Sich bedanken, sich bei Unebenheiten entschuldigen
- Anerkennung geben, loben, Komplimente machen

Fragen:
Beurteile ich mich und vergleiche ich mich mit anderen?
Vermeide ich Begriffe wie »Oma«, »Opa«, »Schätzchen« oder »Liebes«?
Habe ich die Haltung des Gebens und Nehmens eingeübt?

Checkliste 10: Gruppengespräche führen

Motto: Eine gemeinsame Runde ist die schönste Stunde.

- Persönlich begrüßen und verabschieden
- Befindlichkeitsrunde: Wetterlage
- Motive und Bedürfnisse erkennen
- Gegenstand weitergeben lassen, Namen nennen
- Raum und Zeit gestalten
- Themen, die ansprechen, miteinander auswählen
- Jedem die Möglichkeit eröffnen, einen Beitrag zu geben
- Alle beachten und namentlich ansprechen
- Erinnerungen wecken, an die gute alte Zeit
- Anfang und Ende der Gruppenrunde ritualisieren, z.B. mit gleichem Lied, Vers, Musikstück
- Wertfreie Zuwendung
- Jede Person reagiert anders
- Roter Faden beachten, gleichzeitig flexibles Vorgehen

Fragen:
Achte ich auf Grundbedürfnisse? Z.B. Sicherheit, Temperatur, Luftzufuhr, Durst
Gehe ich auf die Wünsche und Bedürfnisse der Bewohner ein?
Wie verhalte ich mich dominierenden oder schweigsamen Personen gegenüber?

Checkliste 11: Hundebesuch genießen

Erfahrung: Tiere werten nicht und haben keine Vorurteile.

- Vorbereitungen treffen
- Hundebesuch ankündigen
- In Erfahrung bringen, ob jemand Angst hat
- Geschulte Hunde einsetzen
- Langsame, behutsame Annäherung, Leckerli geben
- Fragen stellen: Wer hatte einen Hund? Rasse, Name?
- Bürsten, anfassen, streicheln lassen
- Kontakte nicht erzwingen
- Wasser bereit stellen
- Allergien beachten
- Hände desinfizieren

Fragen:
    Haben Sie erlebt, wie sprachlose Menschen auf Tiere reagieren?
    Welchen Zugang haben Sie zu Tieren?
    Nutzen Sie diese Aktivität, um ins Gespräch zu kommen?

Checkliste 12: Jahresplanung vornehmen

Volksweisheit: Das Rad muss nicht immer neu erfunden werden.

- Frühlings-, Sommer-, Herbst-, Winterfest
- Nationale und internationale Feiertage beachten
- Religiöse Feiertage feiern
- Karneval
- Ostern
- Adventszeit
- Nikolaus
- Heiliger Abend
- Weihnachten
- Silvester/Neujahr
- Drei Könige, Drei Königssingen
- Valentinstag
- Karneval
- Mai
- Rosenfest
- Speiseeis-Party
- Erntedank
- Halloween
- Geburtstag
- Namenstag
- Muttertag
- Hochzeitstag
- Jubiläen
- Spirituelle Feiern, z. B. Sternstunden, Gottesdienste, Meditation
- Gedenkfeier für Verstorbene

Fragen:
  Macht Ihnen das Planen Spaß?
  Haben Sie den Mut, sich zu verkleiden, um sich darzustellen?
  Wie geht es Ihnen mit Grenzüberschreitungen?

Checkliste 13: Kontaktaufnahme und Kommunikation

Erfahrung: Auch Sprachlose haben noch viel zu sagen.

- Anklopfen, Privatsphäre beachten
- Sich Aufmerksamkeit verschaffen
- Mit Namen in Augenhöhe ansprechen
- Sich immer wiederholend persönlich vorstellen
- Langsam deutlich sprechen
- Berührung an Hand, Arm, Schulter
- Achtsame Berührungen sprechen mehr als viele Worte
- Mimik und Gestik beachten
- Ungeteilte Aufmerksamkeit einüben, zuhören, ausreden lassen
- Rollenwechsel akzeptieren
- Auf ausreichende Lautstärke achten, jedoch auch nicht zu laut
- Geräuschkulissen sowie visuelle Ablenkungen vermeiden
- Bei unverständlichen Äußerungen behutsame Wortfindungsangebote einflechten
- Geduldig auf Reaktionen warten
- Mit Augen, Herz, Hand und Fuß sprechen
- Begegnungen fühlbar machen
- Kurze, einfache, verständliche Sätze
- Mimik und Gesten spiegeln Gefühle und Gedankenwelten wider
- Stimmungslage aufhellen
- Bei Rückzug, Ursache, Bedürfnisse erkennen
- Respekt und Zuwendung
- Hilfestellung bei gestellten Fragen geben
- Deutlich, langsam und ruhig sprechen
- Keine Fremdwörter benutzen
- Um Rat fragen
- Pausen sprechen mehr als viele Worte
- Keine gedrängten Informationen übermitteln
- Dialekt und Kulturkreis beachten
- Für Wiederholungen bereit sein
- Sich klar und deutlich verabschieden
- Rückwärts aus der Tür gehen und zuwinken.

Vier Beispiele einer gelungenen, wertschätzenden Kontaktaufnahme bzw. Kommunikation:
»Guten Tag, es freut mich, dass ich Sie besuchen darf. Darf ich mich zu Ihnen setzen?« – Das ist gelebte Wertschätzung.

Bei einer brabbelnden Dame gibt es folgende Reaktion: »Ich verstehe kein Wort, aber das macht nichts. Wir sprechen mit den Augen und verstehen mit dem Herzen.«

»Haben Sie blaue Augen wie ein tiefer Bergsee, braune Augen wie ein Reh, dunkle Augen wie Kirschen.«

Diana-Effekt: Wertschätzender Blickkontakt, leichte Berührung, positive Aussage

Fragen:

Achten Sie auf Ihre Wortwahl und Gedanken?

Können Sie sich entschuldigen oder bedanken für z. B. ein Lächeln?

Meiden Sie W-Fragen (Wer, Wo, Wie, Warum, Wann), denn sie überfordern und verunsichern?

Checkliste 14: Kurze Aktivitäten ausprobieren

Motto: Carpe Diem! Nutze die Zeit!

- Singen
- Rätseln
- Sprichwörter ergänzen lassen
- Seifenblasen
- Luftballons
- Papierröhren einsetzen. Was kann damit gemacht werden?
- Zauberstab
- Kreisel aus einer CD basteln
- Fingerspiele
- Gesellschaftsspiele
- Bälle auf dem Tisch rollen lassen
- Musik hören, Lieder mitsingen
- Erlebtes erzählen
- Witze zum Besten geben
- Duft einer Blume wahrnehmen
- Aus dem Fenster schauen
- Vögel beobachten und singen hören

Fragen:
  Haben Sie Ideen, wie Lücken gefüllt werden können?
  Haben sie den Mut, Grenzüberschreitungen zu wagen?
  Nutzen Sie die Zeit? Die größte Aktivität ist das Da-Sein.

Checkliste 15: Selbstsorge einüben

Erkenntnis: Wer gut für sich sorgt, sorgt gut für andere.

- Bedürfnisse des Körpers wahrnehmen
- Gut für sich sorgen
- Genießen lernen
- Eigene Bedürfnisse wahrnehmen
- Pausen zur Entspannung nutzen
- Muße gönnen
- Hobbies und soziale Kontakte pflegen
- Gespräche suchen und gestalten
- Offenheit, Neugierde bewahren
- Bedürfnisse des Körpers erfüllen
- Wertschätzender Umgang mit sich selbst einüben
- Gefühlen einen Ausdruck geben
- Unangenehme Gefühle nicht ablehnen, bejahend annehmen
- Auch mal spucken statt schlucken
- Energiefresser meiden, Energiespender sind aufmunternd
- Gut kauen und verdauen, statt spucken
- Wer nicht genießen kann, wird ungenießbar
- Eigenlob stimmt. Ich bin kein Opfer

Fragen:
    Können Sie sich selbst loben? Sind Sie fehlerfreundlich?
    Können Sie verantwortungsbewussten bürgerlichen Ungehorsam leisten?
    Können Sie die Vergangenheit sein lassen und Zukunftssorgen meiden?

Checkliste 16: Singen wagen

Erfahrung: Singen ist der Königsweg zu Menschen mit Demenz.

- Gut singen kann jeder, schlecht singen ist eine Kunst
- Anfang und Ende ritualisieren
- Lieder auswählen lassen oder nach Anlass entscheiden
- Anregungen von Bewohnern beachten
- Anstimmen lassen
- Bewegung: schunkeln, klatschen, schnipsen, stampfen u. a. m.
- Nicht zu hoch anstimmen
- Strophen im Großdruck lesen lassen
- Kehrverse singen lassen
- Verse lesen oder aufsagen
- Lieblingslieder erfragen
- Tempo anpassen
- Unkenntnis eingestehen

Fragen:

Beachten Sie Pausen und bieten Getränke an?

Sind die Anwesenden mitbeteiligt?

Haben Sie den Mut, das schulische, funktionale, »perfekte« Singen zu verlernen? Mutig auch zu brummen und dabei zu sich selbst zu stehen?

Checkliste 17: Spaziergang sinnlich erleben

Motto: Wenn es nicht mehr geht, geht!

- Wettergerechte Kleidung aussuchen
- Schuhwerk überprüfen
- Sonnenschutz, eincremen, Kopfbedeckung
- Funktionsfähigkeit der Gehhilfe überprüfen
- Rollstuhl mit Fußstützen, Reifendruck kontrollieren
- Rhythmisch gehen und singen, wenn es angesagt ist
- Stehen bleiben, wahrnehmen, beobachten und zuhören
- Natur bewusst erleben: Bäume, Wiese, Pflanzen, Sonne, Himmel, Tiere
- Enten, Schwäne füttern
- Regen erleben
- Gemeinsam sehen, hören, riechen, begreifen
- Erinnerungen wecken, Lieblingsblume nennen
- Vogelgezwitscher wahrnehmen
- Bunte Blätter, Kastanien, Eicheln sammeln
- Etwas vom Spaziergang mitbringen
- Anderen davon erzählen
- Tages- und Jahreszeiten erleben lassen

Fragen:
  Beachten Sie Kleinigkeiten?
  Setzen Sie unterschiedliche Führungsformen ein?
  Denken Sie daran, evtl. etwas zum Trinken mitzunehmen?

Checkliste 18: Spiele spielen

Motto: Spielend älter werden.

- Handlungs- und nicht zielorientiertes Vorgehen
- Freude, Spaß ermöglichen
- Verschiedene Spiele ausprobieren
- Regeln den Teilnehmenden anpassen, vereinfachen
- Gesellschaftsspiele machen Spaß, zusammenspielen, den Gewinner mit einem kleinen Geschenk belohnen
- Im Herbst die bunten Blätter zusammen sammeln
- Mit Rate- und Wortspielen das Gedächtnis aktivieren
- Weder über- noch unterfordern
- Würfel im Schraubdeckelglas erleichtert, fällt nicht vom Tisch

Fragen:
   Beachten Sie, dass es weder Sieger noch Verlierer gibt?
   Erkennen Sie, dass Dabeisein schon eine wichtige Aktivität ist?
   Macht Ihnen das Spielen Spaß?

Checkliste 19: Spirituelle Impulse anbieten

Hoffnung, Vertrauen und Zuversicht: Von guten Mächten wunderbar geborgen ...
(Dietrich Bonhoeffer)

- Aushang, Einladung an Angehörige
- Sternstunden gestalten, d.h. sinnliches Miteinander anbieten
- Texte, Lieder mit Teilnehmer aussuchen
- Wünsche berücksichtigen
- Ruhige, ansprechende Atmosphäre schaffen
- Stuhlkreis
- Mitte gestalten, Kerzen
- Namentlich begrüßen und verabschieden, evtl. Namenschilder
- Leise entspannende Hintergrundmusik
- Dialog fördern
- Wiederholende Rituale: Lied, Klangschale, Salbe, Düfte, etwas zum Naschen und zum Behalten bereitlegen
- Teilnehmende einbeziehen
- Tischgebet sprechen, Kanon singen u.a.m.
- Gottesdienste besuchen

Fragen:
Bin ich bereit, Einbahnstraßen zu verlassen, um nicht frontal zu vermitteln?
Welche Formen der Spiritualität gibt es?
Achte ich darauf, dass ich nicht überstülpe und billig vertröste?

Checkliste 20: Vorlesen

Erfahrung: Vorlesen macht fit und munter, weckt Erinnerungen.

- Geschichte, Erzählungen, Märchen aussuchen
- Nicht zu lange Texte
- Evtl. Vorleser aussuchen
- Spannende Durchführung ermöglichen
- Sinnliche Atmosphäre gestalten
- Sich sichtbar hinsetzen
- Deutlich, nicht zu schnell lesen
- Pausen beachten
- Fragen und Gespräche zulassen
- Nachbereitung mit Selbstreflexion einüben

Fragen:
    Können die Anwesenden mit bestimmen, was gelesen wird?
    Ist es Ihnen bewusst, dass Pausen mehr sprechen als viele Worte?
    Sind die Anwesenden mitbeteiligt durch Fragen oder eigne Erlebnisse?

Checkliste 21: Zeit und Kraft sparen

Volksweisheit: Wer sich Zeit nimmt, gewinnt Zeit.

- Arbeitsabläufe planen und strukturieren
- Aus der Ruhe Kraft schöpfen
- Jede Gelegenheit zur Entlastung nutzen, z. B. Servierwagen einsetzen
- Schmutziges Geschirr sortiert abräumen
- Abfalltüte für Müll bereitlegen
- Jahresplanung
- Unterlagen bei Aktivitäten abheften und immer wieder einsetzen
- Am gleichen Strick miteinander in die gleiche Richtung ziehen
- Weder Klatsch noch Tratsch über andere zulassen
- Gute Stimmung fördern
- Arbeit mit möglichst wenig Zeit und Kraftaufwand erledigen
- Energielecks erkennen
- Ruheoasen und Erholungsmomente entdecken
- Information ist die beste Organisation
- Zeitmanagement einüben

Fragen:
Wie kann ich Kraft und Zeit sparend einsetzen?
Wo gibt es Zeit- und Energiefresser?
Wo gibt es während der Arbeitszeit Oasen, um Energie zu tanken?

Checkliste 22: Zeitungsrunde gestalten

Motivation: Blick über den Tellerrand

- Ritualisierter Anfang
- Lesenswerte Artikel anzeichnen und lesen lassen
- Klatsch und Tratsch der Königshäuser
- Fragen stellen, z. B.: Wo lebt Königin Sylvia, wo Prinz Charles?
- Welche Städte gehören zu welchem Land?
- Geburten, Bilder von Babys zeigen
- Witze lesen
- Horoskop lustig kommentieren
- Wer gehört zu welchem Tierzeichen?
- Tiergeschichten
- Erlebnisse aus dem Garten
- Omas Rezepte vorlesen und ins Gespräch kommen
- Fragen nach bekannten Zeitungen
- Kulturelles ansprechen, Diskussion anregen
- Todesanzeigen achtsam besprechen, Endlichkeit geht uns alle an
- Überschriften lesen lassen
- Eigene Erlebnisse erzählen lassen
- Kochen, Garten, Sport, Stadt, Land
- Naturkatastrophen lesen und kommentieren
- Eigene Situation aufzeigen, wie gut wir es alle haben
- Alle Anwesende beachten

Fragen:
  Wofür wurde früher Zeitungspapier benutzt?
  Wie kann ich mit Zeitungspapier aktivieren? Z. B. Hüte, Schiffe falten u. a. m.
  Entscheiden die Anwesenden, was sie sich wünschen?

Gedicht »Der Seelenvogel«

Der Seelenvogel[7]

Tief, tief in uns wohnt die Seele.
Noch niemand hat sie gesehen,
aber jeder weiß, dass es sie gibt.
Und jeder weiß auch, was in ihr ist.

In der Seele,
in ihrer Mitte,
steht ein Vogel
auf einem Bein.
Der Seelenvogel.
Und er fühlt alles,
was wir fühlen.
Wenn uns jemand verletzt,
tobt der Seelenvogel in uns herum;
hin und her, nach allen Seiten,
und alles tut ihm weh.

Wenn uns jemand lieb hat,
macht der Seelenvogel fröhliche Sprünge
kleine, lustige,
vorwärts und rückwärts,
hin und her.

Wenn jemand unseren Namen ruft,
horcht der Seelenvogel auf die Stimme,
weil er wissen will,
ob sie lieb oder böse klingt.

Wenn jemand böse auf uns ist,
macht sich der Seelenvogel ganz klein
und ist still und traurig.

Und wenn uns jemand in den Arm nimmt,
wird der Seelenvogel in uns
größer und größer,
bis er uns fast ganz ausfüllt.
So gut geht es ihm dann.

Ganz tief in uns ist die Seele.
Noch niemand hat sie gesehen,
aber jeder weiß, dass es sie gibt.

---

7 Quelle: Snunit, Michal, 1991. Der Seelenvogel. Illustriert von Na'ama Golomb. Über-
setzt von Mirjam Pressler. Hamburg: Carlsen.

Und noch nie,
noch kein einziges Mal, wurde
ein Mensch ohne Seele geboren.
Denn die Seele schlüpft in uns,
wenn wir geboren werden,
und sie verlässt uns nie,
keine Sekunde,
solange wir leben.
So, wie wir auch nicht aufhören zu atmen
von unserer Geburt bis zu unserem Tod.

Sicher wollt ihr wissen,
woraus der Seelenvogel besteht.
Das ist ganz einfach.
Er besteht aus Schubladen.
Diese Schubladen können wir
nicht einfach aufmachen,
denn jede einzelne ist abgeschlossen
und hat ihren eigenen Schlüssel.
Und der Seelenvogel ist der einzige,
der die Schubladen öffnen kann.
Wie?
Auch das ist ganz einfach:
mit seinem Fuß.

Der Seelenvogel steht auf einem Bein.
Das zweite hat er, wenn er ruhig ist,
an den Bauch gezogen.
Mit dem Fuß dreht er den Schlüssel
zu der Schublade um,
die er öffnen will,
zieht am Griff,
und alles, was darin ist,
kommt zum Vorschein.

Und weil alles, was wir fühlen,
eine Schublade hat,
hat der Seelenvogel viele Schubladen.
Es gibt eine Schublade für Freude
und eine für Trauer
Es gibt eine Schublade für Eifersucht
und eine für Hoffnung.
Es gibt eine Schublade für Enttäuschung
und eine für Verzweiflung.
Es gibt eine Schublade für Geduld
und eine für Ungeduld.
Auch für Hass und Wut und Versöhnung.
Eine Schublade für Faulheit und Leere
und eine Schublade für die
geheimsten Geheimnisse.
Diese Schublade wird fast nie geöffnet.
Es gibt auch noch andere Schubladen.
Du kannst selbst wählen, was drin sein soll.

Manchmal sind wir eifersüchtig
ohne dass wir es wollen.
Und manchmal machen wir etwas kaputt,
wenn wir eigentlich helfen wollen.

Der Seelenvogel gehorcht uns nicht immer
und bringt uns manchmal
in Schwierigkeiten ...
Man kann schon verstehen,
dass die Menschen verschieden sind,
weil sie verschiedene Seelenvögel haben.
Es gibt Vögel,
die jeden Morgen die Schublade
»Freude« aufmachen.
Dann sind die Menschen froh.
Wenn der Vogel
die Schublade »Wut« aufmacht,
ist der Mensch wütend.
Und wenn der Vogel
die Schublade nicht mehr zuschließt,
hört der Mensch nicht auf, wütend zu sein.

Manchmal geht es dem Vogel nicht gut.
Dann macht er böse Schubladen auf.

Geht es dem Vogel gut,
macht er Schubladen auf, die uns gut tun.
Manche Leute hören den Seelenvogel oft,
manche hören ihn selten.
Und manche hören ihn
nur einmal in ihrem Leben.
Deshalb ist es gut, wenn wir
auf den Seelenvogel horchen,
der tief, tief in uns ist.
Vielleicht spät abends,
wenn alles still ist.

Michal Snunit & Na'ama Golomb

Lachen schenkt Lebensenergie

Lachen ist gesund. Beim Lachen produziert der Körper Endorphine, die für ihre schmerzlindernde Wirkung bekannt sind. Lachen sorgt für körperliche Entspannung und stärkt das Immunsystem.

Humor spielt in unserem Leben eine zentrale Rolle, bewirkt Solidarität und fördert Lebensqualität. Es bereichert und erleichtert, wenn Humorfähigkeit entfaltet und eingeübt wird. Dieses Sammelsurium wirkt mit, das Lachen stets neu zu entdecken und zu leben.

Augen verraten das echte Lachen.

Das Lächeln, das du aussendest, kehrt zu dir zurück.
Das Verziehen der Lippen zu einem Lächeln verändert die Gemütsverfassung.
Der Sitz des Lachens ist in den Augen.
Die Erinnerung an ein Lächeln hat einen Langzeiteffekt.
Die kleinere Schwester des Lachens ist Lächeln.
Die Verbindung zwischen zwei Menschen ist ein Lächeln.

Ein Lächeln ist die schönste Sprache der Welt.
Ein Lächeln ist mehr wert als tausende Worte.
Ein Lächeln kostet nichts, aber bewirkt viel.
Ein Lächeln kostet weniger als elektrischer Strom und gibt mehr Licht.

Gelächter hört man weiter als Weinen.
Glücklich ist, wer auch ohne Geld immer noch Humor behält.

Hüte dich vor Männern, deren Bauch beim Lachen nicht wackelt.
Humor ist ein heilsames, erleichterndes, tröstendes Phänomen.
Humor haben nicht selten die Menschen, die eigentlich nichts zu lachen haben.
Humor ist das Öl für unsere Lebenslampe.
Humor ist der Regenschirm der Weisen.
Humor ist der Schwimmgürtel auf dem Strom des Lebens.
Humor ist der Sonnenschein des Alltags.
Humor ist die Fähigkeit, heiter zu bleiben, auch wenn es ernst wird.
Humor ist die Kunst, sich ohne Spiegel ins Gesicht zu lachen.
Humor ist keine Gabe des Geistes. Er ist eine Gabe des Herzens.
Humor ist, wenn man trotzdem lacht.

Humor macht es fast unmöglich, sich zu ärgern oder in Depression zu versinken.
Humor nimmt den Dingen die Schärfe, stellt die Relation zur Wirklichkeit wieder her.
Humor trägt die Seele über Abgründe hinweg.
Humor wirkt wie ein erfrischender Kurzurlaub.

Ich schenke dir mein Lächeln, gib es weiter.
Im scheinbar grundlosen Lächeln offenbart sich die Natur der Seele.
Ins Lachen fallen, keinen Druck ausüben.
Jeder hat das Lachen in sich, leider oft verborgen und verschüttet.
Jede Minute, die man lacht, verlängert das Leben um eine Stunde.

Lachen befreit Gefühle.
Lachen befreit von Schmerzen.
Lachen befreit und steckt an.
Lache dich gesund.
Lachen fördert die Selbstheilungskräfte.
Lachen ist ansteckend.
Lachen ist Balsam für die Seele.
Lachen ist das Gold der Seele.
Lachen ist die beste Herzmuskelmassage, die es gibt.
Lachen ist die beste Medizin.
Lachen ist die Sprache des Herzens.
Lachen ist eine großartige Medizin und sie hat nur positive Nebenwirkungen.
Lachen ist Gottesdienst.
Lachen ist gesund.
Lachen ist grenzenlos und kennt keine Sprachbarrieren.
Lachen ist mit dem Göttlichen verbunden.
Lachen ist unabhängig vom Alter, Geschlecht, Rasse, Sprache.
Lachen verbindet Jung und Alt.
Lachen macht stark und selbstbewusst.
Lachen trotz(t) Alzheimer.
Lachen verträgt sich nicht mit Ärger.
Lachen ist wie ein Ventil, über das der Körper Dampf ablassen kann.
Lachen verunsichert die Umgebung und kann Systeme unterwandern.
Lachen zeugt von hoher emotionaler Intelligenz.

Macht lacht nicht.

Über sich selber lachen lernen, sich veräppeln, tut gut.
Über sich selbst zu lachen, befreit und ist der Weg zum inneren Frieden.

Vorsicht: Lachen könnte Ihre Krankheit gefährden!

Wer den Tag mit Lachen beginnt, hat ihn bereits gewonnen.

Wenn es nichts zu lachen gibt, wird es nicht besser, wenn nicht gelacht wird.

Wer in den Spiegel lächelt, bekommt ein Lächeln zurück.

Wer lacht, ärgert sich nicht und spart Energie.

Wer lacht, beabsichtigt nichts Böses.

Wer lacht, beißt nicht.

Wer lacht, hat mehr vom Leben.

Wer mit lächelndem Herzen durchs Leben geht, hat mehr davon.

Wer nichts zu lachen hat, sollte erst recht lachen.

Wer über den Dingen steht, kann darüber lachen.

Wir lachen, dass wir unser Gehirn positiv stimulieren können.

Wer zuletzt lacht, lacht am besten.

Zwischen Lachen und Spielen werden die Seelen gesund.

Heute schon gelacht?

Ritualisierte Gespräche ermöglichen

Einleitung

Das folgende Formblatt mit markanten biografischen Angaben der zu Begleitenden kann, eingesetzt werden, um persönliche Gespräche zu führen. Diese Informationen sind außerhalb der regulären Dokumentationsunterlagen aufzubewahren und allen in jeglichen Tätigkeitsbereichen aktiven Personen zugänglich zu machen, auch neuen, kurzfristigen Mitarbeitern, Praktikanten und weiteren Engagierten.

Die Blätter sind an einem für alle erreichbaren, gleich bleibenden Aufbewahrungsort zur Verfügung zu stellen.

Zwei Beispiele
»Frau Meier, Sie waren Chefsekretärin, da hatten Sie eine große Verantwortung. Mit Ihrem Charme haben Sie sicher die Herzen der Mitarbeiter gewonnen und für den Chef gut gesorgt.«
»Herr Meier, neben Ihrer Berufsarbeit haben Sie Hunde gezüchtet. Ein tolles, vielseitiges Hobby. Welche Rasse? Wurden die Welpen verkauft? Prämiert?«

Kurze biografiebezogene Informationen

(Weitere Angaben, z.B. Vorlieben und Abneigungen, können individuell ergänzt werden.)

Name _____   Vorname(n) _____

Geboren am/in _____   Familienstand _____

Geburtsname _____   Ruf-/Kosename _____

Eintrittsdatum _____   Wohnbereich _____

Religion _____   D-Pflegestufe _____

Heimatort/Stadtteil_____

Beruf/Tätigkeit_____

Interesse an_____

_____

_____

Wünsche/Bedürfnisse_____

_____

_____

Besonderheiten_____

_____

_____

Ritualisierte Sätze_____

_____

_____

Bezugspersonen

☐ Verwandte   ☐ Freunde   ☐ Kinder   ☐ Enkel   ☐ Urenkel   ☐ Betreuer

Gesprächsfördernde Angaben_____

_____

_____

_____

_____

_____

_____

165

Spiele mit Worten – mit Worten spielen

Wortspiele benötigen keine Vorbereitungen, sind Lückenfüller, können wiederholt überall kurz oder länger gespielt werden, beleben und trainieren das Gedächtnis.

Die folgende Zusammenstellung hat eine über 80-jährige Teilnehmerin des ersten Workshops zur Verfügung gestellt. Rätselraten kann gespielt werden oder fragen Sie nach, wie viele Worte es mit »Spiel« gibt.

Auch diese Begriffe laden zu Wortspielen ein: Tag..., Nacht..., Sonne..., Mond..., Sterne..., Schnee..., Regen... u.a.m. Der Phantasie sind keine Grenzen gesetzt!

Abspielen	Rollenspiel	Spielhölle	Spieltherapie
Aufspielen	Schachspiel	Spielkamerad	Spieltisch
Ballspiel	Schattenspiel	Spielkarte	Spieluhr
Brettspiel	Singspiel	Spielkasse	Spielverbot
Computerspiel	Solospiel	Spielkreis	Spielverderber
Durchspielen	Spielanfang	Spielleidenschaft	Spielverlauf
Erspielen	Spielarten	Spielleiter	Spielwaren
Festspiel	Spielauto	Spielmann	Spielweise
Fingerspiel	Spielbahn	Spielmannszug	Spielwerk
Fußballspiel	Spielbank	Spielmarke	Spielwiese
Gegenspieler	Spielbeginn	Spielmusik	Spielzeit
Gesellschaftsspiel	Spielbude	Spielort	Spielzeug
Glückspiel	Spielclub	Spielplan	Spielzimmer
Hörspiel	Spieldose	Spielplatz	Sportspiel
Intrigenspieler	Spielen	Spielraum	Strickspiel
Kinderspiel	Spielende	Spielregel	Testspiel
Kirchspiel	Spielerisch	Spielsachen	teuflisches Spiel
Korbspiel	Spielfeld	Spielsammlung	Verspielen
Lernspiel	Spielfigur	Spielschuld	Vorspiel
Lustspiel	Spielfilm	Spielstand	Wasserspiel
Mitspielen	Spielfreude	Spielstein	Wortspiel
Mitspieler	Spielführer	Spielstraße	Würfelspiel
Nachspiel	Spielgefährte	Spielstube	Zurückspielen
Orgelspiel	Spielgeld	Spielstunde	Zuspielen
Puppenspiel	Spielhaus	Spielteufel	

Die zwölf persönlichen Rechte

Du hast das Recht, dein Verhalten, deine Gefühle und deine Gedanken selber zu beurteilen und brauchst dich dafür weder zu rechtfertigen noch zu entschuldigen.

Du hast das Recht, deine eigenen Wünsche und Bedürfnisse ebenso ernstzunehmen, wie die der anderen Menschen.

Du hast das Recht, Fehler zu machen und die Folgen zu tragen.

Du hast das Recht, anderen eine Bitte abzuschlagen, ohne dich schuldig zu fühlen oder dich für egoistisch zu halten.

Du hast das Recht, deine Meinung zu ändern.

Du hast das Recht, »unlogisch« zu sein.

Du hast das Recht, selber zu entscheiden, ob du das, was dir andere als Fehler vorwerfen, ändern willst.

Du hast das Recht, selber zu beurteilen, ob du für die Lösung der Probleme anderer Menschen mitverantwortlich bist.

Du hast das Recht, Fragen nicht zu beantworten.

Du hast das Recht zu sagen: »Ich weiß es nicht.«

Du hast das Recht, zu sagen: »Ich verstehe das nicht.«

Du hast das Recht, »Nein« zu sagen, ohne dieses Nein zu begründen.

Quelle unbekannt

Gern gesungene Lieder

Die folgenden Lieder können in Gruppen regelmäßig, d.h. in der Form eines Rituals, eingesetzt werden. Wer weitere passende Lieder sucht, wird in Liedsammlungen noch viele andere Anregungen entdecken.

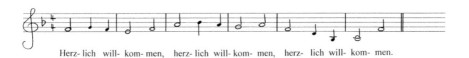

Herz- lich will- kom- men, herz- lich will- kom- men, herz- lich will- kom- men.

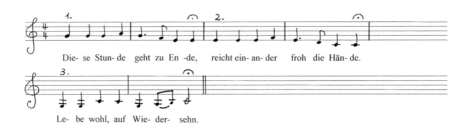

Die- se Stun- de geht zu En -de, reicht ein- an- der froh die Hän- de.

Le- be wohl, auf Wie- der- sehn.

Auch folgende Lieder werden von passenden Bewegungen begleitet gern gesungen.

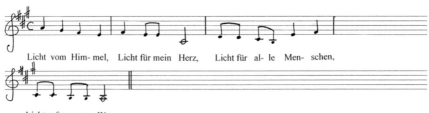

Licht vom Him- mel, Licht für mein Herz, Licht für al- le Men- schen,

Licht auf un-serm Weg.

Zeigt her eure Füße, zeigt her eure Schuh'
und sehet den fleißigen Waschfrauen zu!
Sie waschen, sie waschen, sie waschen den ganzen Tag.

Die Gruppenteilnehmer können den Begriff des Tuns selbst aussuchen und darstellen: waschen, wringen, hängen, falten, bügeln, klatschen, schlafen, tanzen, schimpfen, lachen, stampfen, schwatzen und bei Männern sägen, klopfen, hämmern etc.

Beliebt und bewegungsfördernd ist auch dieses Lied, für das eine hochdeutsche und eine schwyzerdütsche Version existiert:

Ein Bauerbüblein mag ich nicht, das sieht man mir wohl an – juhe!
Refrain:
Nach vorne, nach hinten, nach rechts, nach links, nach oben, nach unten, nach rechts, nach links ...

Es Buurebüebli mani nid, dass gseht me mir wohl a-juhe!
Refrain:
Mau ufe, mau abe, mau linggs, mau rächts, mau füre, mau hingere, mau linggs, mau rächts
Mues eine si, gar hübsch und fiin, darf keini fähler ha-juhe!
Refrain

Lied »Wer nicht mehr singt«

Melodie »Ein Vogel wollte Hochzeit halten«

Wer nicht mehr singt und nicht mehr lacht,
sich selber nur noch Kummer macht:
Refrain:
Mit dem stimmt was nicht, mit dem stimmt was nicht
mit dem stimmt, bestimmt was nicht.
Wer immer klagt sein Weh und Ach,
sich selber auch nicht leiden mag:
Refrain
Wer andern eine Grube gräbt
und sich mit andern nicht verträgt:
Refrain
Wer immer nur in's Trübe schaut,
die Lebensfreude sich verbaut:
Refrain
Wer heut' nicht mit uns fröhlich ist
und seinen Kummer in sich frisst:
Refrain
Wer glaubt, er sei nicht mehr gefragt,
er sei zu alt, zu unbegabt:
Refrain
Wer dieses Lied mit Freuden singt,
so dass es tief ins Herze klingt:
Refrain

Verfasser unbekannt

169

Nachwort

An dieser Stelle möchte ich darauf zurückkommen, weshalb mich mein Anliegen, Menschen mit Demenz achtsam zu begegnen und damit den Blickrichtungswechsel zu leben, so tiefgehend beschäftigt. Wo liegen hierfür die Ursachen? Meine unvergessliche Martha Soltek, die mich während meiner Berufszeit treu und verlässlich begleitet hatte, wurde nach einem Schlaganfall dement. Ich lebte fast zwei Jahre mit ihr in ihrer Stadtwohnung zusammen und begleitete sie ohne viele Kenntnisse in ihrem Dasein. Die Pflegversicherung steckte damals noch in den Kinderschuhen und berücksichtigte Menschen mit Demenz kaum. Von der Krankenkasse bekam ich alles Materielle, was ich benötigte.

Während dieser gemeinsamen Zeit habe ich sehr viel lernen können und erkannt, wie schnell Grenzen erreicht werden, wenn nicht ausreichend für sich selber Sorge getragen wird. Viel zu wenig habe ich in meinem Alltag die Biografie von Frau Soltek mit einbezogen. So ist es mir nur unzureichend gelungen, mich in sie, die mit ihrer verwitweten Mutter den I. und II. Weltkrieg in all seiner Härte erlebt hatte, einzufühlen.

Es würde den Rahmen hier sprengen, wenn ich weiter erzählen würde, wie es zum ersten Buch »Blickrichtungswechsel. Lernen von und mit Menschen mit Demenz« im Selbstverlag kam, das in einer 2. Auflage später vom Kohlhammer Verlag veröffentlicht wurde. Ich hatte nie die Ambition zu schreiben, dennoch habe ich angefangen und weiter geschrieben. Nun halten Sie hiermit das zweite Buch in den Händen, das sich durch weitere Zufälle ergab.

Mir persönlich ist bald bewusst geworden, dass mein erstes Buch nicht ausreichend aufzeigt, wie ich zu einer achtsamen und wertschätzenden Haltung komme. So entstand das Basismodul »Menschen mit Demenz achtsam und wertschätzend begleiten«. Nach Abschluss desselbigen stand die Erkenntnis im Raum, dass in diesem die Sinnfindung und die existenziellen Fragen nicht hinreichend Berücksichtigung fanden. Deshalb entstand das Vertiefungsmodul: »Individuelle Sinnfindung«.

Ich wurde motiviert, mein erstes Buch für die 3. Auflage nicht (wesentlich) zu verändern, sondern ein weiteres Werk mit den beiden Modulen und einem dritten Teil zusammenzustellen. Der dritte Teil enthält als Anhang Checklisten, Informationsblätter und weiteres im Buch Aufgeführtes. Diese Materialien können über die Website des Kohlhammer Verlags unter www.kohlhammer.de heruntergeladen und ausgedruckt werden.

Der Anhang dient der Entlastung von Professionellen und Laien. Die Materialien können zum Zweck der Selbstreflektion und der Selbstüberprüfung weitergegeben werden. Gleichzeitig bilden sie eine Unterstützung für diejenigen, die sich in die Da-Seins-Ebene der Menschen mit Demenz einfühlen und einarbeiten wollen. Sie erhalten Unterstützung in der Begleitung der Menschen mit Demenz und lernen, sich selbst besser kennenzulernen.

Ein wichtiger Punkt besteht für mich darin, nicht nur auf die bevorstehende demographische Entwicklung aufmerksam zu machen, sondern die Betroffen zu motivieren, eigenverantwortlich das Heft in die Hand zu nehmen und entsprechende Vorsorge zu treffen. Wir alle haben den Weg der Endlichkeit zu gehen. Mit Verdrängen und Nicht-wahr-haben-Wollen kommen wir nicht weiter. Angst ist ein schlechter Begleiter! Das Ignorieren von dieser Tatsache beansprucht viel Kraft und mindert Lebensqualität.

Ich spreche aus Erfahrung: Die Auseinandersetzung mit der Endlichkeit entlastet mich und macht mich lebendig. Es gelingt mir, die Zeit intensiver und bewusster zu leben. Aus diesem Grund habe ich den Informationsbogen »Angaben bei besonderen Situationen« zusammengestellt. Glücklicherweise sind in der Gesellschaft die Patientenverfügung und die Vorsorgevollmacht keine Fremdworte mehr.

Mein Anliegen ist, nur ein Stein des Anstoßes zu sein, mehr ist es nicht. Mein Wunsch ist, dass Gleichgesinnte sich vernetzen, um sich gegenseitig zu ermutigen. Mögen möglichst viele daran mitwirken, dass es auf dieser Welt humaner wird und Randgruppen, besonders Menschen mit Demenz, Teilhabe in unserer Gesellschaft erleben.

Mir ist es bewusst, dass ich zu den Querdenkenden gehöre und zuweilen nicht so leicht verständlich bin. Türen werden sich nicht schlagartig öffnen und mein steiniger Weg wird weiter gehen, dennoch bleibe ich dran. In meinem Alter ist es wichtig zu delegieren und frühzeitig das Anliegen in andere Hände zu legen, damit es nicht zu einem bengalischen Feuerwerk wird. Ich bin auf Unterstützung angewiesen und auf zukünftige Multiplikatoren, denn mein Anliegen ist nicht von meiner Person abhängig.

Packen wir es an und gehen in kleinen, stetigen
Schritten dem Blickrichtungswechsel entgegen!

Miteinander auf dem Weg sein – Begleitendes Selbsterlernen

Demenz ist ein Thema, das uns alle angeht! Das ist der Grund, miteinander auf den Weg zu gehen, um sich auszutauschen, sich gegenseitig zu ergänzen und zu ermutigen. Mit Phantasie, Kreativität und Flexibilität bekommt das Schwere Leichtigkeit. Das ist auch ein Weg, sich in die Daseinsebene dieser Menschen zu begeben.

Die eigene Wahrnehmung, Selbstwertschätzung und Handlungskompetenz werden erweitert, um eine lebensfördernde, bereichernde Haltung mit gegenseitiger Lebensqualität einzuüben. Durch die Erinnerung an den Prozess des eigenen Werdens wird der Zugang zu persönlichen Gefühlen freigelegt und die Wahrnehmung und das Leben der »mich« leitenden Emotionen erlernt.

Nach dem Kauf des Buches kann Kontakt aufgenommen werden, um sich auf diesem Weg des Selbsterlernens und Selbstreflexion begleiten zu lassen.

Zu jedem Modul werden ortsnah mindestens je zwei Praxistage durchgeführt, um das gemeinsame praktische Einüben sowie Vertiefung zu ermöglichen.

Weitere Informationen unter www.demenz-entdecken.de.

Das wissenschaftliche Institut im Gesundheits- und Sozialwesen TRANSFER unter der Leitung von Dr. Jörg Tauch wird vorwiegend die Organisation bzw. Begleitende Koordination durchführen sowie die entsprechenden Angebote anbieten und umsetzen.

Brigitta Schröder	Dr. Jörg W. Tauch
Autorin	Koordinator
brigitta35@t-online.de	wissen-transfer@t-online.de
Witteringstraße 6	Lazarettstr. 9
45130 Essen	45127 Essen
Tel. (+49) (0)201–78 31 61	Tel.: (+49) (0)201–24 00 96 22
www.demenz-entdecken.de	Mobil: 0172 75 03 241
	www.transfer-tauch.de

Träger der Weiterbildung

Stiftung Diakoniewerk Neumünster –	Klinik Essen Mitte
Schweizerische Pflegerinnenschule	Henricistr. 92
CH-8125 Zollikerberg	D-45136 Essen

Literatur zum Weiterlesen

Baer, Udo: Innenwelten der Demenz. Affenkönig Verlag 2007

Baer, Udo/Schott, Gabi: Das Herz wird nicht dement. Affenkönig Verlag 2009

Bode, Sabine: Frieden schließen mit Demenz. Klett-Cotta Verlag 2014

Brem, Antoinette/Lehnert, Barbara. Shibashi – Ruhe und Achtsamkeit erfahren. Matthias-Grünewald 2010

Dörner, Klaus: Helfensbedürftig. Heimfrei ins Dienstleistungsjahrhundert. Paranus Verlag 2012

Eglin, Anemoe (Hrsg.) Tragendes entdecken. TVZ Theologischer Verlag 2008

Geiger, Arno: Der alte König in seinem Exil. Carl Hanser Verlag 2011

Grond, Erich: Die Pflege verwirrter alter Menschen. Lambertus Verlag 1996

Gronemyer, Reimer: Das 4. Lebensalter. Demenz ist keine Krankheit. Pattloch Verlag 2013

Gross, Peter: Wir werden älter. Vielen Dank. Aber wozu? Herder Verlag 2013

Gross, Peter/Fagetti, Karin: Glücksfall Alter – Alte Menschen sind gefährlich, weil sie keine Angst vor der Zukunft haben. 4. unveränderte Auflage. Herder Verlag 2008

Grün, Anselm: Selbstwert entwickeln. Kreuz Verlag 2009

Hesse, Hermann: Mit der Reife wird man immer jünger. Betrachtungen und Gedichte über das Alter. 11. Auflage. Insel Verlag 2002

Kitwood, Tom: Demenz. Der personen-zentrierte Ansatz im Umgang mit verwirrten Menschen. Verlag Hans Huber 2000

Klie, Thomas: Wen Kümmern die Alten? Auf dem Weg in eine sorgende Gesellschaft. Pattloch Verlag 2014

Krenn, Stephanie: Und mein Herz singt. Hieros-Verlag 1998

Krenn, Stephanie: Das Herz übersteigt unser Herz. Hieros-Verlag 2002

Küpper, Astrid: Erwecke den Clown in dir. Vier-Türmer-Verlag 2010

Lütz, Manfred: 2009 Irre! Wir behandeln die Falschen. Unser Problem sind die Normalen. 2010

Mettler von Meiborn, Barbara: Gelebte Wertschätzung. Kösel Verlag 2007

Pouyet, Maec: Ideenbuch Landart. AT Verlag 2009

Reddemann, Luise/Wetzel, Sylvia: Der Weg entsteht unter deinen Füßen. Achtsamkeit und Mitgefühl in Übergängen und Lebenskrisen. 5. Auflage. Kreuz Verlag 2011

Rohra, Helga: Aus dem Schatten treten. Warum ich mich für unsere Rechte als Demenzbetroffene einsetze. Mabuse-Verlag 2011

Rüegger, Heinz: Alter(n) als Herausforderung. Gerontologisch-ethische Perspektiven. TVZ Theologischer Verlag 2009

Schützendorf, Erich/Wallrafen-Dreisow, Helmuth: In Ruhe verrückt werden dürfen. Für ein anderes Denken in der Altenpflege. Fischer Verlag 1991

Sedmak, Clemens: Geglücktes Leben. Was ich meinen Kindern ans Herz legen will. Herder Verlag 2012

Stolze, Cornelia: Vergiss Alzheimer. Die Wahrheit über eine Krankheit, die keine ist. Kiepenheuer & Witsch 2011

Strasser, Klaus/Köber, Klaus/Richard-Petzold, Ernst (Hrsg.): Begleit sterben – Leben im Übergang. Aspekte guter Sterbebegleitung. Gütersloher Verlagshaus 2013

Whitehouse, Peter J./Daniel, George: Mythos Alzheimer. Was Sie schon immer über Alzheimer wissen wollten, Ihnen aber nicht gesagt wurde. Huber Verlag 2009

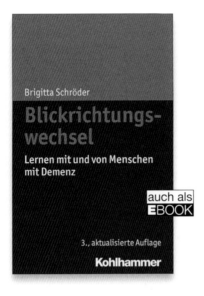

Brigitta Schröder

Blickrichtungswechsel
Lernen mit und von Menschen mit Demenz

3., aktual. Auflage 2014
124 Seiten mit 2 Abb.
€ 16,99
ISBN 978-3-17-025705-4

Menschen mit Demenz zu begleiten ist eine enorme Herausforderung. Kann es dennoch Lichtblicke geben? Dieses Buch motiviert alle Begleitenden, die mit Menschen mit Demenz in Berührung kommen, sich diesen Menschen lernend und wertschätzend mit Phantasie und Kreativität zuzuwenden. Der Autorin gelingt es, die hart betroffenen Angehörigen zu ermutigen, um in belastenden Situationen Lichtblicke und neue Einsichten zu entdecken. Für die Neuauflage wurde das Werk überarbeitet und aktualisiert.

„Brigitta Schröder gibt praktische Ermunterungen. Noch mehr aber regt der Text zum Nachdenken über zentrale Themen des Lebens an." *Dr. Werner Widmer, Neumünster (CH)*

„Es sind nicht zuerst oder allein die medizinischpflegerischen Handlungen, sondern es sind die sozialen, einfühlsamen Aspekte, die zählen. ‚Jeder Mensch ist wertvoll in seinem Dasein und in jeder Lebensphase' lautet die Devise der Autorin. Ich wünsche diesem Text ‚Blickrichtungswechsel' viele Leserinnen und Leser." *Prof. Dr. Dr. Reimer Gronemeyer, Gießen (D)*

Leseproben und weitere Informationen unter www.kohlhammer.de

W. Kohlhammer GmbH · 70549 Stuttgart
vertrieb@kohlhammer.de

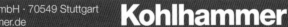

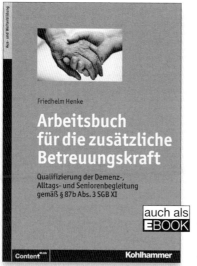

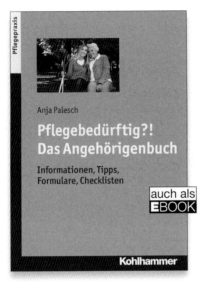
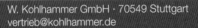
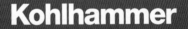